皮膚科医が肌荒れしたら食べる

おくすり朝ごはん

皮膚科医 小林智子

まさに
「食べる美容液」。
朝ごはん習慣で、
肌は確実に
変わります。

朝ごはんを食べる習慣は、
美肌や健康に様々なメリットを与えてくれます。
体内時計をリセットさせて睡眠の質を高め、
自律神経を整えて心身を健康に導きます。
さらに、糖化ストレスを抑えて
エイジングや肥満の予防にもつながるのです。

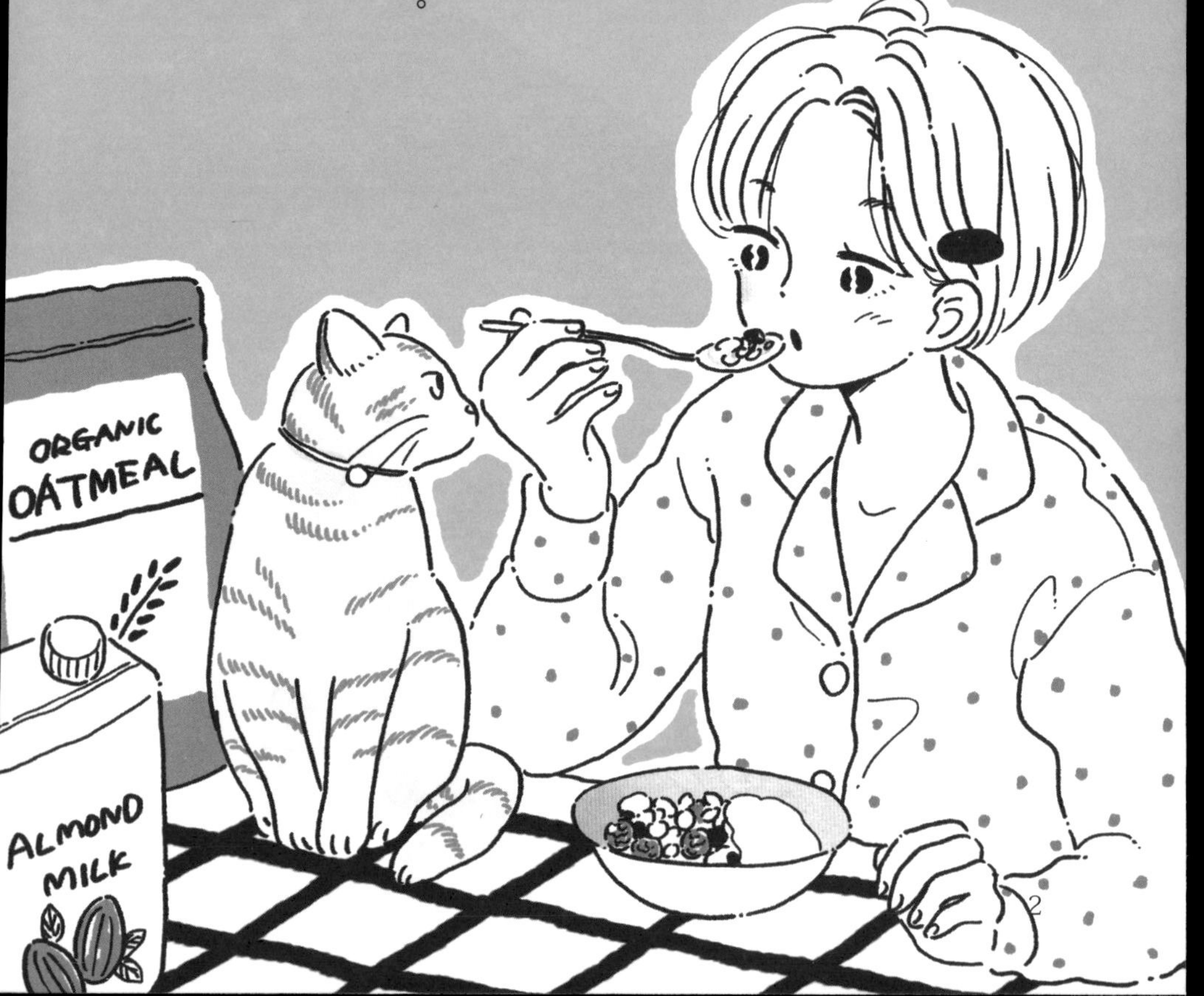

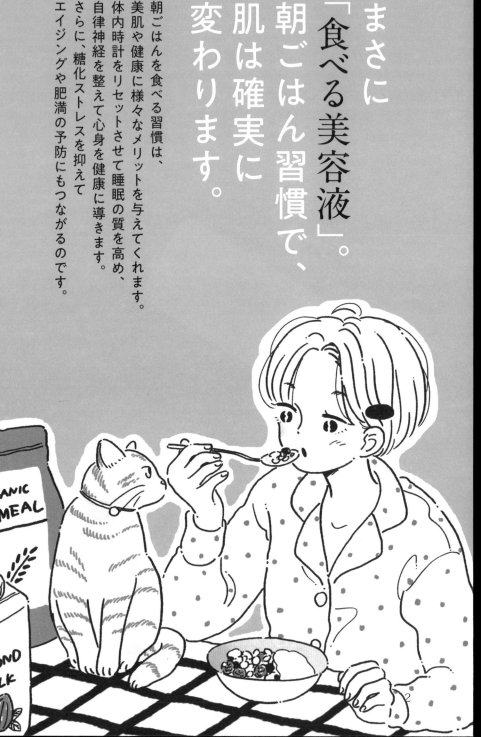

自律神経が整い
メンタルも安定する

体内時計をリセット
体のリズムが整う

朝ごはん習慣が
糖化リスクを抑える

朝ごはんの定番は、美肌に効く「おくすり食材」の宝庫です

納豆

良質なタンパク質のほか、脂質、糖質、ビタミン、ミネラルなど朝に摂りたい栄養素をバランスよく含んだ、朝ごはんに最適の食材。納豆菌の悪玉菌抑制による腸内環境改善効果や、活性酸素の抑制効果など、強力な抗酸化作用も期待できます。

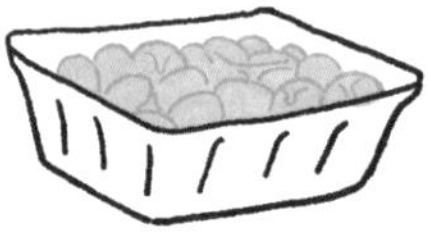

卵

効率的にタンパク質を摂れるうえに、脂質やビタミン、カルシウム、鉄分など１日に必要な栄養素をまとめて補給できるスーパーフード。さらに卵のタンパク質は体内で作ることのできない必須アミノ酸です。簡単な調理で気軽に食べられるのも魅力。

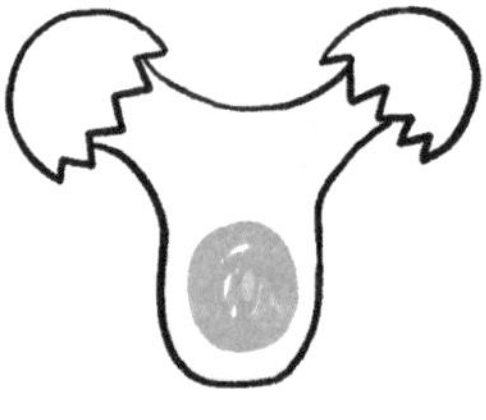

味噌汁

酸化ストレスを軽減する、大豆のビタミンE、イソフラボン、サポニンに加え、血行改善に有効なビタミンEが豊富。イソフラボンは、がんや心筋梗塞、骨密度低下の予防にも効果があります。具材次第で栄養価を高められるのもうれしいポイント。

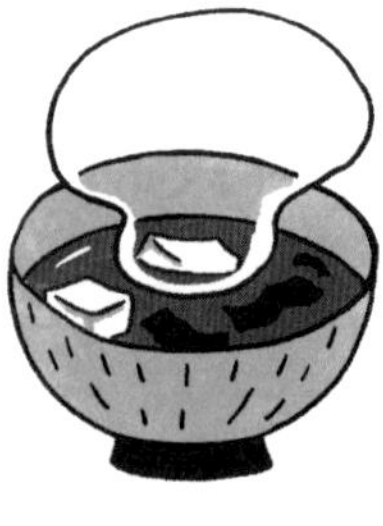

サーモン

朝ごはんの満足度を上げてくれる高タンパク質食材。抗酸化成分のアスタキサンチンや、良質なオメガ3脂肪酸、代謝を促すビタミンB群、骨の合成を促すビタミンD、むくみ解消のカリウムなど、美をサポートする栄養素を一度に補給できます。

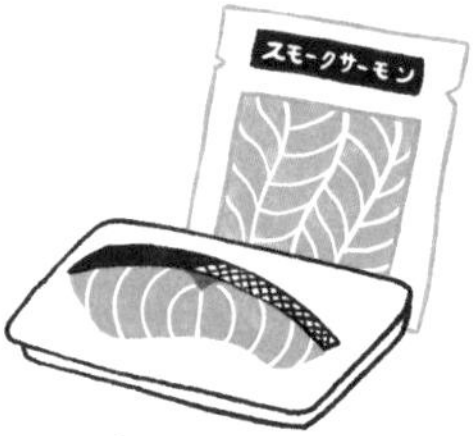

オートミール

血糖値が上がりにくいホールフードで、糖化ケアに最適な糖質食材。未精製のため栄養素も豊富で、ビタミンやミネラル、食物繊維が補給できます。前の晩から仕込めば、レジスタントスターチが増えるので糖化ケアの効果も倍増！

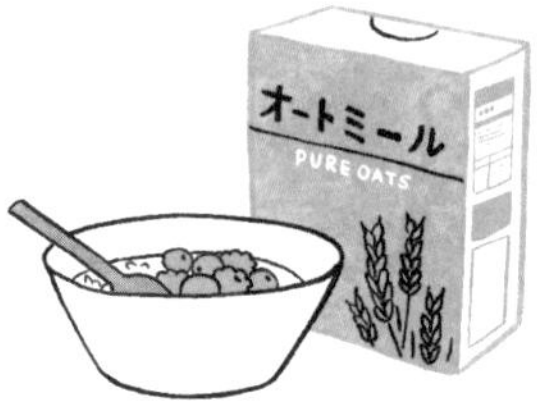

アボカド

エイジングケアに効果のあるビタミンE、肌の健康に欠かせないビタミンB群、むくみ解消を助けるカリウム、豊富な食物繊維を同時に摂れる、美肌と健康に必須のスーパーフード。血流促進や炎症抑制効果のあるオメガ3脂肪酸の補給にもおすすめ。

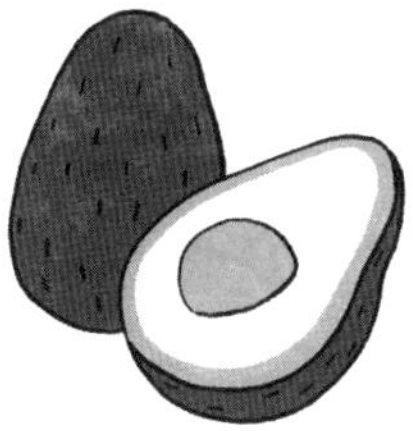

ヨーグルト

朝のタンパク源として便利な発酵食品。腸内の善玉菌を元気にする乳酸菌が豊富で、腸活に最適です。動物性タンパク質のほか、抗酸化成分のビタミンA、美肌に効果のあるビタミンB群も豊富。カルシウムは牛乳より効率よく摂取できます。

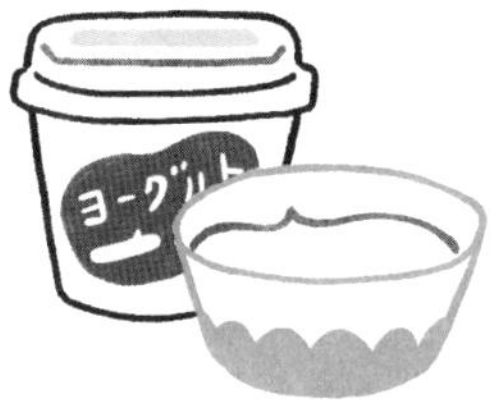

ベリー類

果物の中でも低糖質・低カロリーで、糖化ケアに最適な食材。抗酸化力の高いポリフェノールやビタミンE、ビタミンCのほか、女性に必須の葉酸や食物繊維も補給できます。冷凍ベリーなら、朝の常備食として保存しておけるので非常に便利です。

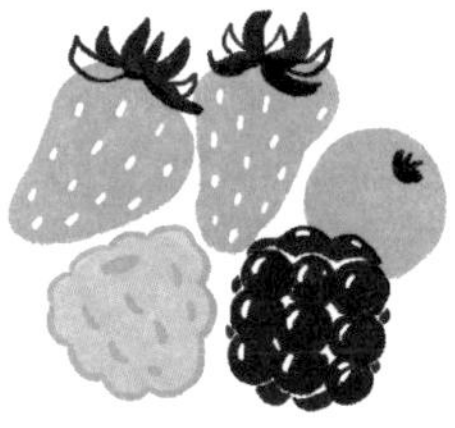

チーズ

アミノ酸含有量の多い、良質なタンパク質食材。ターンオーバーを整えるビタミンA、脂肪燃焼効果のあるビタミンB2、骨に必要なカルシウムなど、女性に必須の栄養素もたっぷり含みます。善玉菌のエサになる乳酸菌も豊富で、腸内環境改善も。

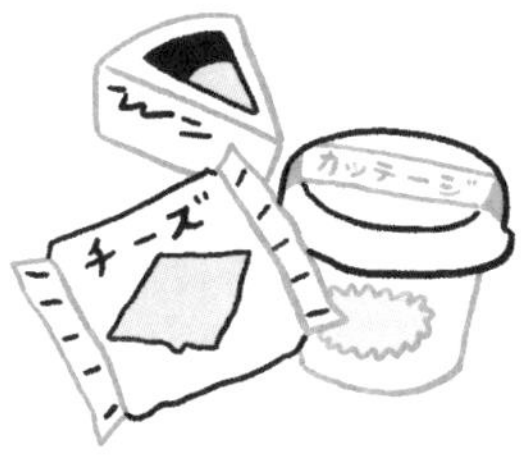

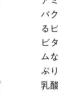

はじめに

こんにちは。皮膚科医の小林智子と申します。

私は普段、臨床医として診察をする傍ら、アンチエイジングの研究も行なっています。

職業柄、いつまでも若々しくいたい、綺麗な肌になりたい、という相談はとても多いです。美しい肌を作るのに、一番大事なのは何だと思いますか。化粧品でしょうか？私はそれ以上に重要なのは「インナーケア」だと考えています。

中でもポイントは「朝食」です。私自身、朝ごはんに気を使うようになってから、肌の調子が良くなったと強く実感しています。

朝食を摂ることは、美肌や健康に数々のメリットを与えてくれます。

体内時計がリセットされて体のリズムが整ったり、自律神経が整うことでメンタルも安定したり、糖化リスクを抑えてくれたり。朝食はまさに「食べる美容液」です。その美肌パワーは侮れたものではありません。

本書では、忙しくてもちょっとの工夫で簡単に作ることができる「おくすり朝ごはん」をご紹介しました。みなさんも、明日の朝からさっそく「朝のインナーケア」を始めてみませんか？

小林智子

Contents

1章 おくすり朝ごはん「5大肌トラブル」への処方せん

3章 おくすり朝ごはんでエイジングケア

column

おくすり朝ごはんindex

1章

おくすり朝ごはん「5大肌トラブル」への処方せん

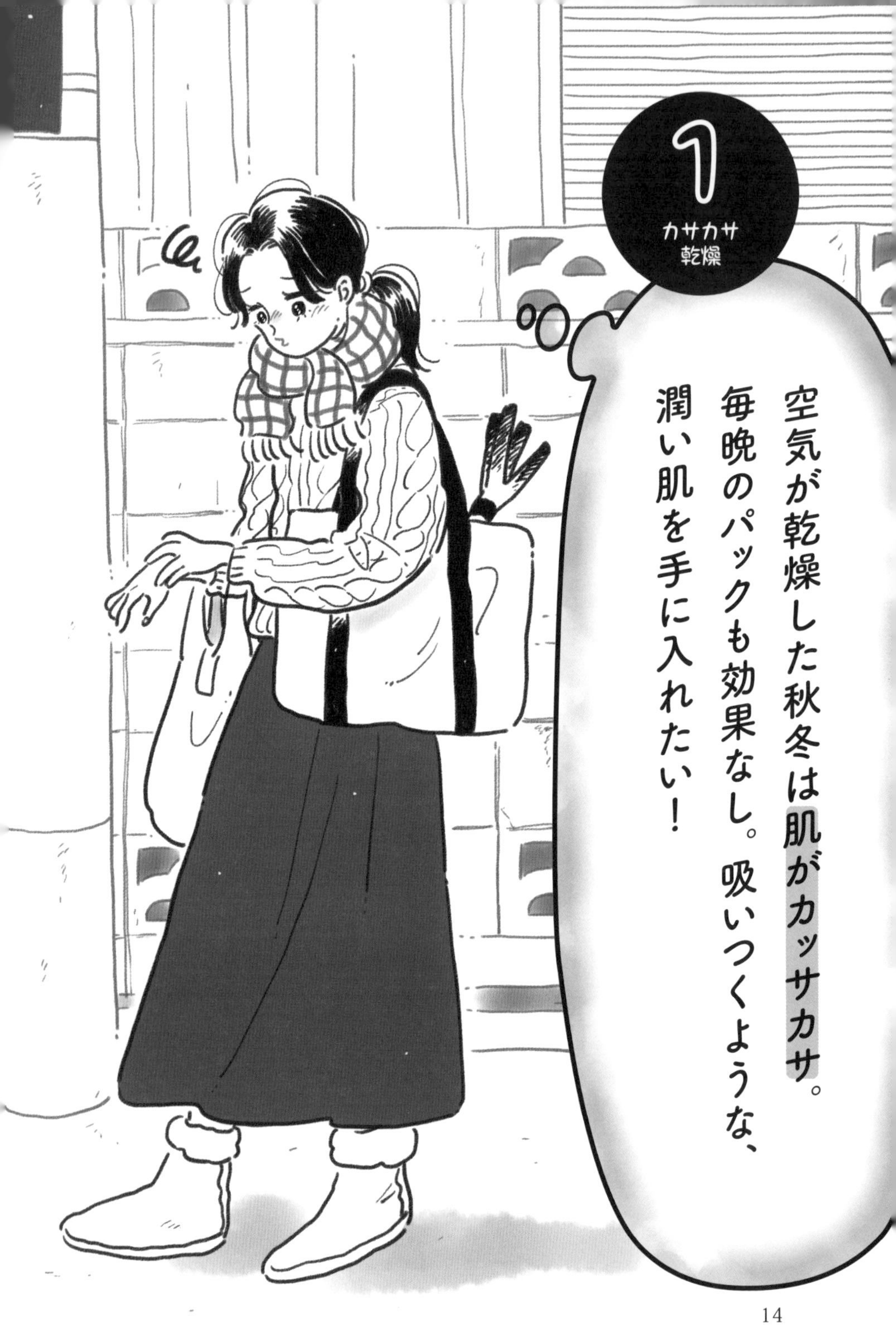
1
カサカサ
乾燥
空気が乾燥した秋冬は肌がカッサカサ。
毎晩のパックも効果なし。吸いつくような、
潤い肌を手に入れたい！

「カサカサ乾燥肌」はどうして起こる？

- 肌の乾燥はバリア機能の低下が原因
  肌内部の水分が蒸発しやすく、刺激にも弱くなる
- 夏の紫外線ダメージや気温・湿度の変動によって、
  バリア機能が低下する
- 同時にターンオーバーが乱れて古い角質が
  肌の表面に留まり、くすみを引き起こすことも
- 目のまわりや頬、口のまわり、ヒジやすね、かかとなど
  皮脂分泌が少ない部位は、とくに注意

おくすり朝ごはん クリニック

CHECK!

最強のバリア機能を作る『3つのポイント』

真冬の乾燥にも負けない潤い肌を作るためには、角質層（表皮のもっとも外側に存在する層）に備わっているバリア機能を正常に働かせることが何より大切です。

そこでポイントになるのが、「皮脂」「細胞間脂質」「天然保湿因子」という3つの保湿成分です。これらは角質層内の水分を保持する成分で、バリア機能の維持に欠かせません。

皮脂は膜となって肌の表面をおおい、肌内部の水分を保持しています。多すぎるとテカリやニキビの原因となるため悪者にされがちですが、過剰な洗顔などで取りすぎると、バリア機能を弱めてしまうので注意が必要です。皮脂量を適度に保つことが、バリア機能を高める秘訣なのです。

細胞間脂質は、角質細胞の間を隙間なく満たす脂質のこと。セラミドや脂肪酸、コレステロールが主な成分で、角質層内部の水分が蒸発するのを防ぐ重要な役割を担っています。天然保湿因子（NMF）は、角質細胞の中に潤いを留めている成分で、アミノ酸が成分の多くを占めます。これら3つのどれが欠けても、バリア機能が弱まって肌の水分保持が難しくなり、乾燥肌の原因となります。

そのほかにも乾燥や紫外線ダメージ、乾燥、スキンケアやマスクによる摩擦、肌pHがアルカリ性に傾く、アレルゲンなどもバリア機能低下の原因となります。

角質層を守るバリア機能の働き

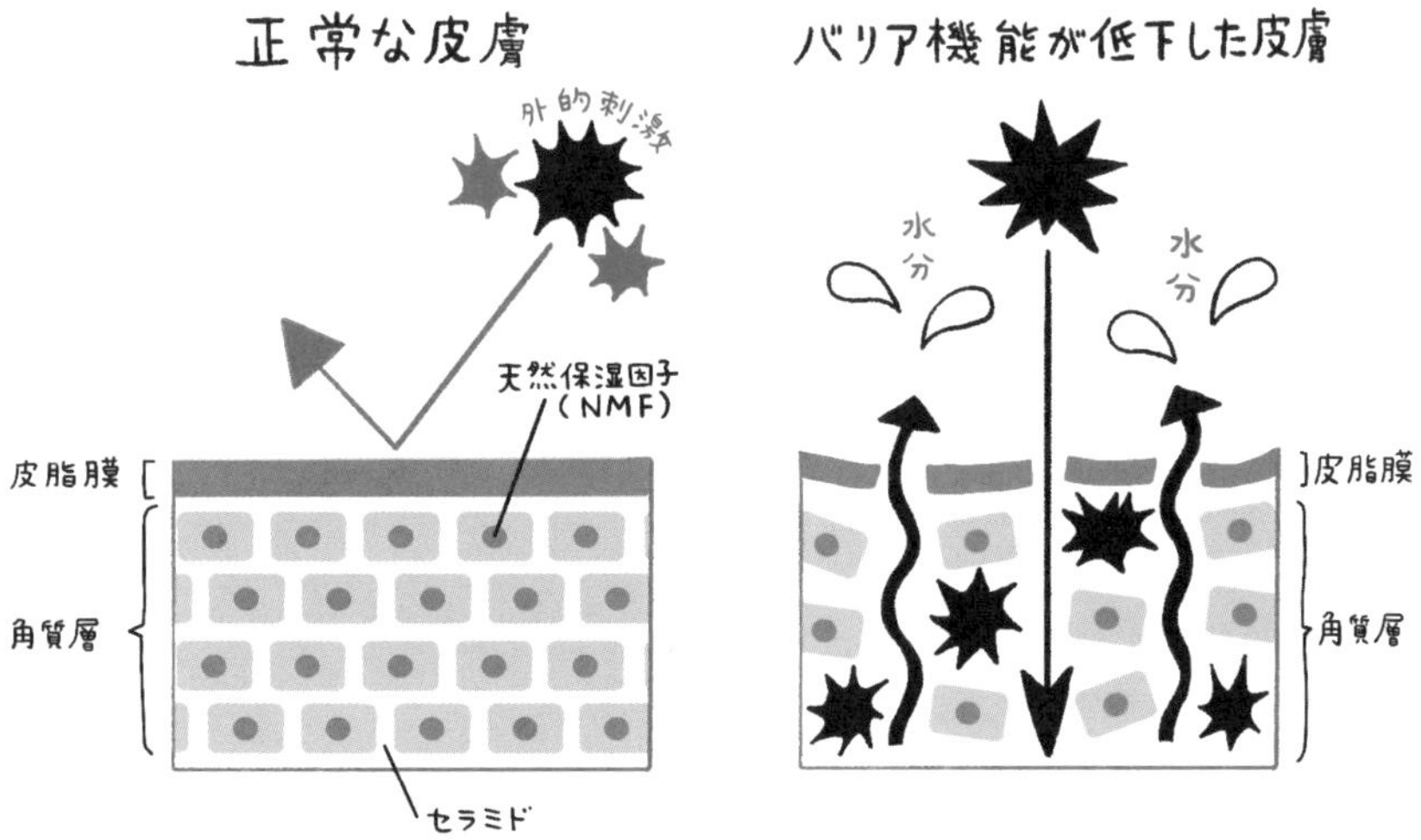

肌内部を守っているバリア機能が様々な理由により低下すると角質層から水分が蒸発して乾燥を引き起こしたり、紫外線や花粉など外界の刺激が簡単に角質層内に入り込んで、炎症や角質細胞のダメージを招いてしまいます。

こうした外的刺激に負けずにバリア機能を維持するためには、角質層のこまめな保湿が大切になります。バリア機能を高めるスキンケアの詳しい方法は、P18以降を参照してください。

　食事では、天然保湿因子（アミノ酸）や細胞間脂質（セラミド）の原料となるタンパク質の摂取が有効です。

　バリア機能が弱まると乾燥だけでなく、ターンオーバーが乱れて肌荒れ、くすみ、シミの原因になります。美肌を目指すには、バリア機能をしっかり強化していくことが大切になります。

SKIN CARE

洗顔とスキンケアを見直して セラミドの流出を食い止める

巷ではスキンケアに関する様々な情報が飛び交っていますが、間違いが多いのも事実！　肌質によっても正解は違ってきますが、ここでは乾燥肌に有効な洗顔法＆スキンケアをご紹介します。

まず、洗顔の頻度は朝と晩、1日2回を推奨します。**洗顔料は、弱酸性でアミノ酸系のものがおすすめ。**肌のpHがアルカリ性に傾く石鹸などは避けてください。肌の乾燥がひどい場合は、朝はぬるま湯で洗うだけでも十分汚れを落とせます。

過剰な洗顔は、肌の保湿成分である細胞間脂質と天然保湿因子などを洗い流してしまうため注意が必要。皮脂は比較的すぐに復活しますが、この2つは一度流出すると復活に時間がかかるため、できるだけ維持することが大切です。

洗顔のコツは、洗顔料をネットなどできめ細かく泡立て、肌に泡をそっとなでるようにして優しく洗うこと。肌への摩擦を軽減してバリア機能を守ります。洗顔料を泡立てると肌に触れる界面活性剤が減って肌の負担を軽減するメリットも。

洗い流す際は、**手で触って熱さを感じない程度のぬるま湯（39度前後）**で行いましょう。42度を超える熱いお湯は、表面の皮脂膜や角質内部にある細胞間脂質、天然保湿因子まで洗い流してしまい、乾燥やかゆみを招きます。

空気の乾燥も乾燥肌の原因となるので、部屋の湿度を高めてください。湿度は**最低でも40％以上、**

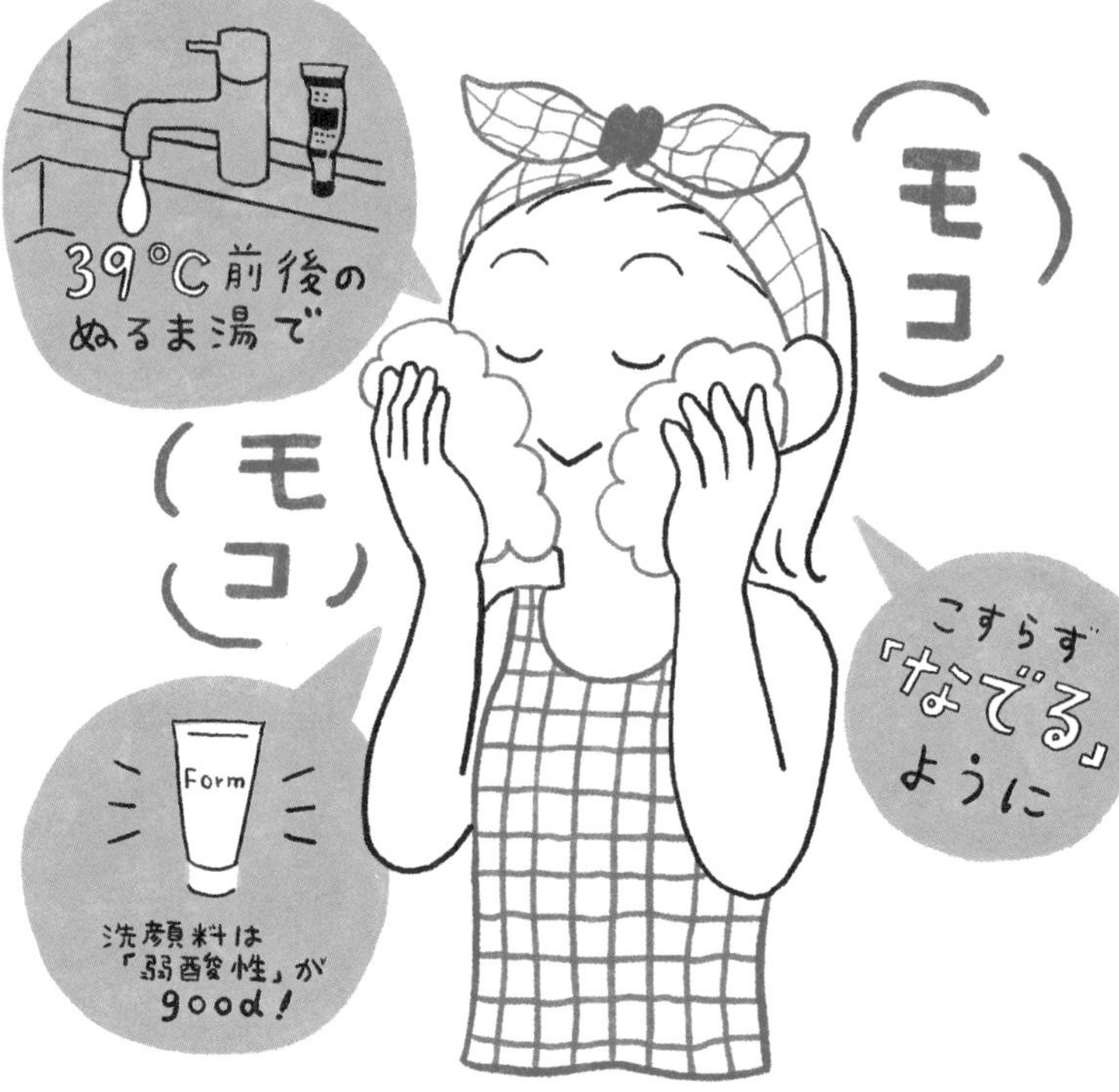
39℃前後の
ぬるま湯で
モコ
モコ
こすらず
『なでる』
ように
Form
洗顔料は
「弱酸性」が
good!

洗顔では、セラミド（細胞間脂質）をできるだけ洗い流さないことがポイント。弱酸性の洗顔フォームを使い、きめ細かい泡でなでるように優しく洗います。すすぎは、39度前後のぬるま湯で十分に行ってください。

できれば60％前後がベストです。

スキンケアでは、細胞間脂質の成分となるセラミド配合の化粧品を活用することも有効です。セラミドは保湿効果が高く、水分保持に役立ちます。また体内からの水分補給も効果的です。**1日1.5リットルの水を摂ると肌の水分量がアップする**という研究結果も（詳しくはP66参照）。

意外と知られていないのが紫外線対策。紫外線はバリア機能を弱めて乾燥を招きます。紫外線は季節に関係なく降り注いでいるので、年間を通してのUVケアを心がけましょう。

LIFE STYLE

「動画を観ながら長風呂」が肌の乾燥を加速する!?

熱いお湯で肌を洗い流すと、バリア機能に欠かせない皮脂膜や、角質の保湿成分である細胞間脂質、天然保湿因子を流出させてしまうとP18でお伝えしました。そこで見落としがちなのが、入浴時のお湯の温度です。

とくに気温の低い冬は、熱いお湯を使いたくなりますが、バリア機能を守るためにも、**湯温はできれば40度以下**に設定しましょう。

ただしバスタブのお湯が40度以下だと寒く感じる場合もあるので、エプソムソルトや炭酸剤など、保温効果のある入浴剤を活用すると体が温まりやすくなります。

おすすめの入浴剤としては、スクワランやセラミドといった保湿成分入りのものも効果が期待できます。

また、**長時間の入浴は肌が潤うような気がしますが、じつは逆効果。**顔など肌の上で放置された汗がアルカリ性になって、バリア機能を低下させ、結果的に保湿成分を流出させてしまいます。

こうしたことから皮膚科学会では、**理想の入浴時間として5~10分**を推奨しています。もし半身浴をする場合は、こまめに汗を拭き取ると肌への負担を軽減できます。

ボディーソープは、洗顔料と同様、弱酸性でアミノ酸系の製品がおすすめです。アミノ酸系の製品やセラミドを補ってくれるタイプのアイテムは、

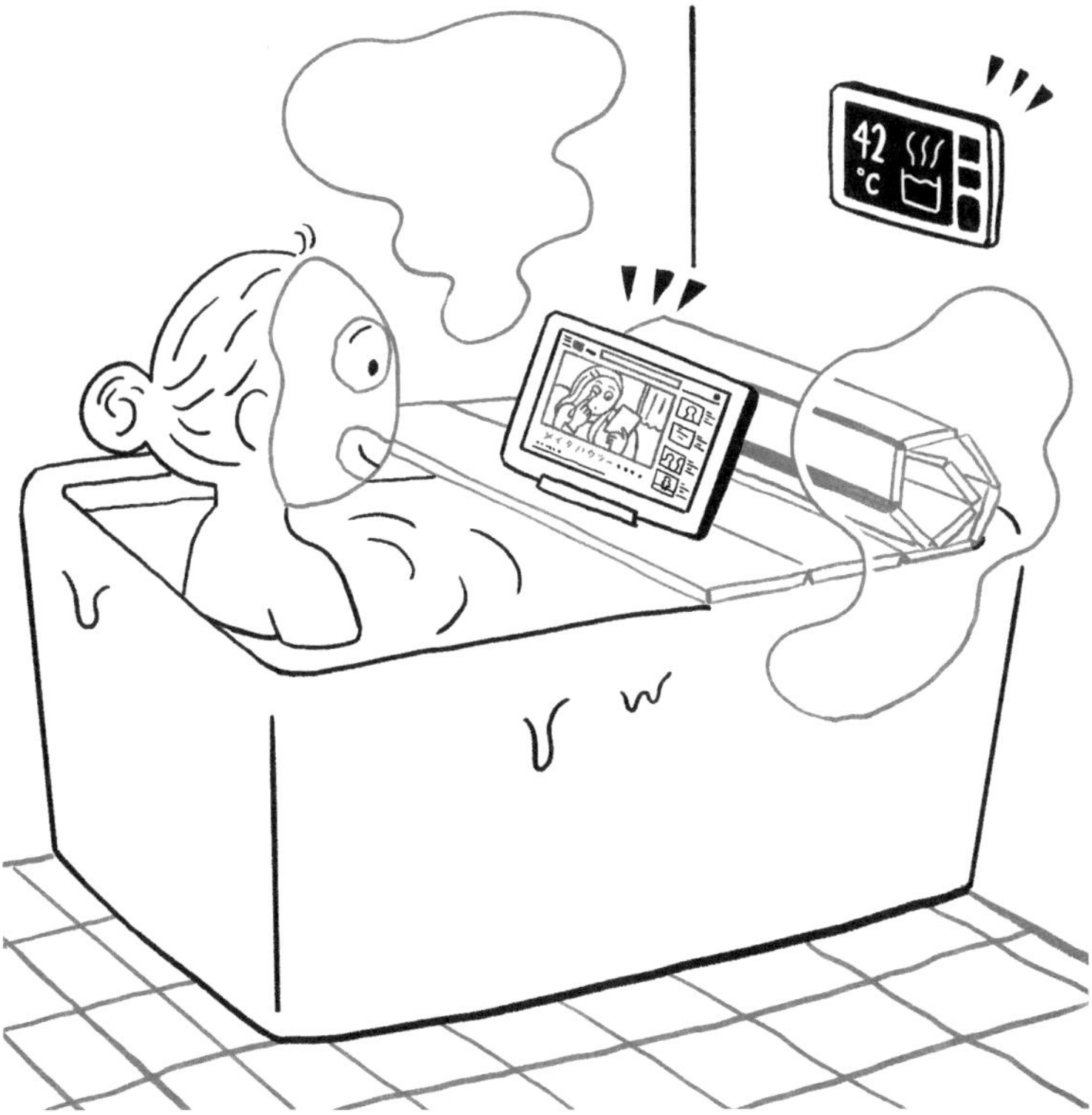

肌が乾燥しているから、パックしながら熱めの湯でゆっくり長風呂…♪　なんて入浴習慣はＮＧ！　肌の保湿成分が流出するうえに、汗でバリア機能も低下。さらにパックで肌が水分過剰になり、肌トラブルを引き起こしてしまう恐れも。

肌にかかる負担が比較的少ないため、洗いながら肌の保湿成分を守ってくれます。

ちなみに、バスタブに浸かりながらの長時間パックはおすすめしません。入浴中は肌がふやけているため、パックでさらに水分を与えると肌が水分過剰になり、肌トラブルを起こしてしまう場合があるためです。

パックは入浴中ではなく、洗顔が終わって化粧水を塗った後に、目安時間を守って使うことをおすすめします。

BREAKFAST

カサカサ処方フードはにんじん&スモークサーモン

乾燥肌の改善には、**「タンパク質」「オメガ3」「ビタミンA」という3つの栄養素**を積極的に摂ることがポイントです。

タンパク質は、肌の細胞や天然保湿因子のもととなる存在。青魚やアボカドなどに含まれるオメガ3は、血流を改善して肌の水分量を維持する乾燥肌におすすめの脂肪酸で、様々な疾患予防にも効果があると考えられています。

そしてビタミンAは、バリア機能の改善に欠かせない栄養素です。レバーやウナギ、海苔などに多く含まれますが、身近な食材ではにんじんや卵がおすすめ。にんじんに含まれるβカロテンはビタミンAに変換されて細胞分裂を促し、ターンオーバーを整えてくれます。

ビタミンAは油に溶けやすい油溶性ビタミンなので、**オイル炒めなどで油分と一緒に食べると効率的に吸収できます。**忙しい朝に備えて、オリーブオイルをたっぷり使った「キャロットラペ」や「にんじんしりしり」をストックしておくと便利です。私も自宅の冷蔵庫に常備しています。

また、スモークサーモンや卵は、これら3つの栄養素を一度に摂れる優秀食材。手を加えずに食べられる手軽さもあり、朝食に最適です。にんじんしりしりに卵を入れると、タンパク質やオメガ3脂肪酸も一緒に摂れるので、最強の乾燥肌対策になります（P27のレシピ参照）。

ビタミンAの補給はオイルと一緒に！

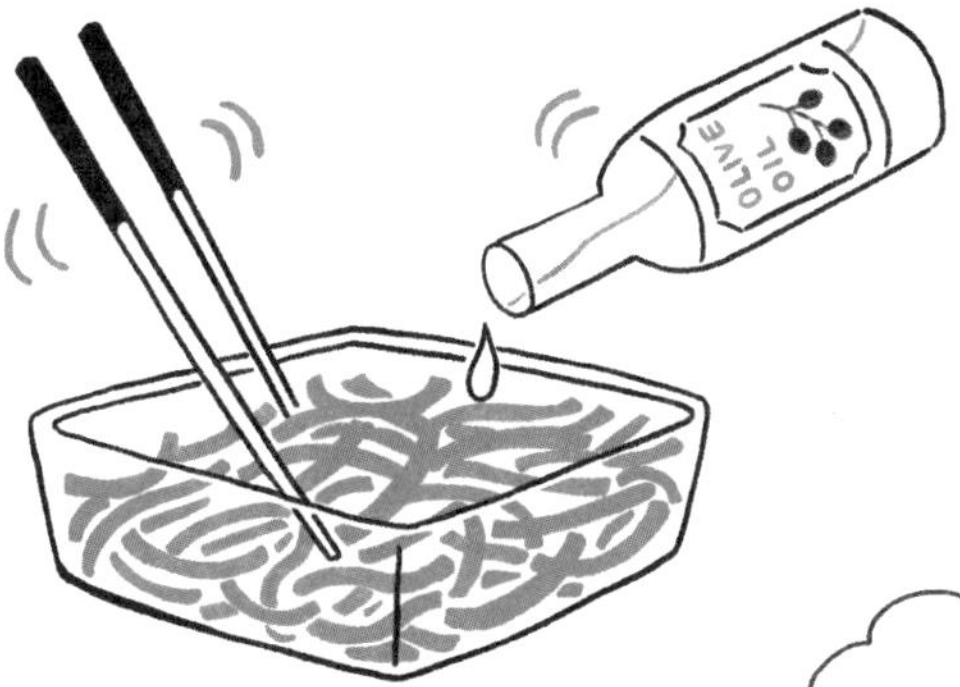

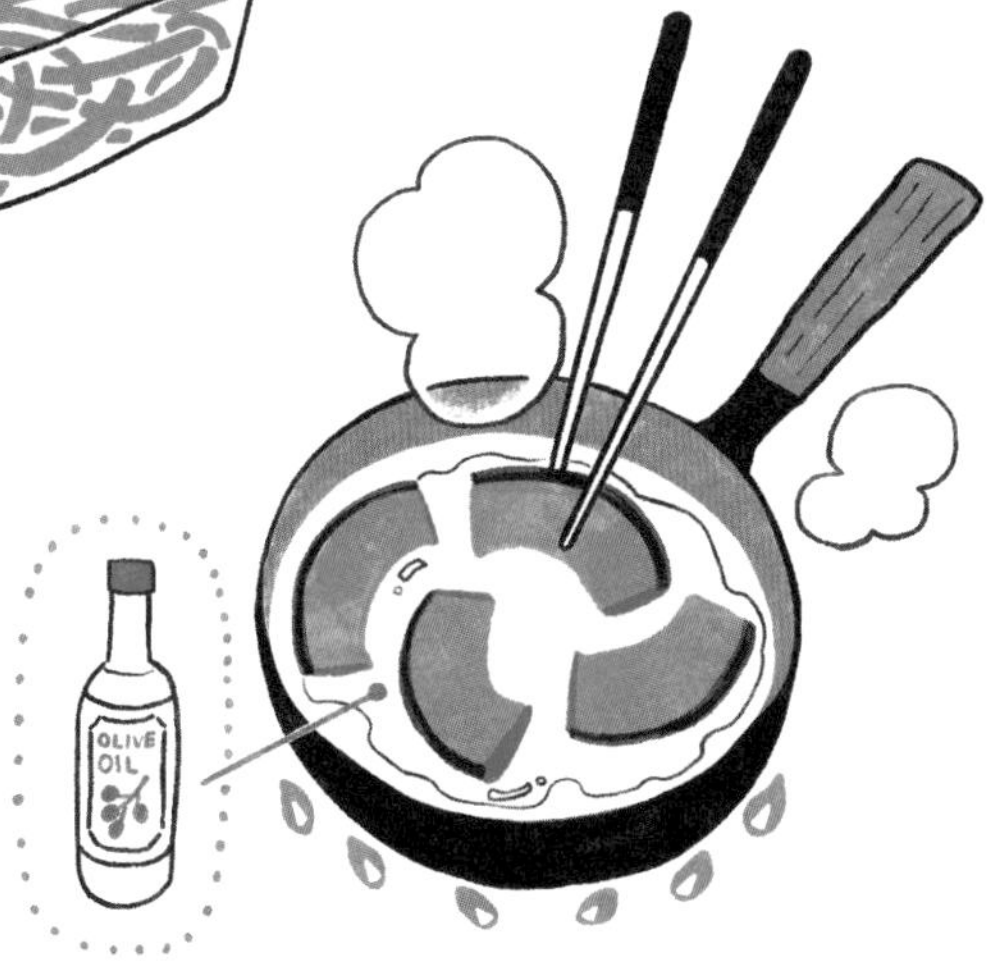

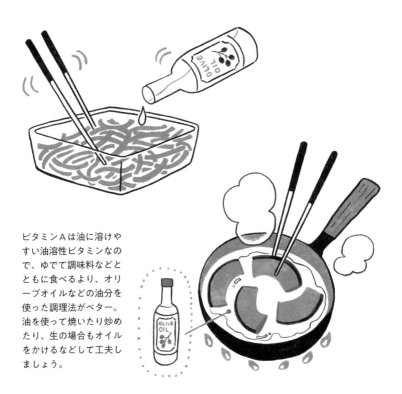

ビタミンAは油に溶けやすい油溶性ビタミンなので、ゆでて調味料などとともに食べるより、オリーブオイルなどの油分を使った調理法がベター。油を使って焼いたり炒めたり、生の場合もオイルをかけるなどして工夫しましょう。

加えて、米やこんにゃくに豊富なセラミドも乾燥肌対策に有効。バリア機能を担う細胞間脂質の主な成分で、肌の水分保持機能を高める働きがあります。

朝食なら、冷やごはんで作るおにぎりがおすすめです。（P69のレシピ参照）

食事を変えたからといってすぐに変化が出るわけではありませんが、ターンオーバーのサイクルから考えて2週間から1ヶ月で肌に変化が現れてくるはず。焦らずに続ける意識で、まずは朝食のメニューを2週間気遣ってみてください。

BREAKFAST

1日50gのタンパク質で、肌は確かに変わる

体中の細胞は毎日、少しずつ生まれ変わっています。そのため肌細胞を含め、全身の細胞のもととなるタンパク質を毎日欠かさず摂る必要があります。

また、**タンパク質は生命維持に関わる部分から優先して届けられるため、肌や髪、爪の細胞は後回しになります**。ですから不足すると十分な栄養が行き届かなくなり、乾燥や肌荒れを引き起こします。髪のパサパサや爪の衰弱も、タンパク質不足が大きな原因といえるのです。

加えて、タンパク質は肌の潤いを保つ水分保持成分の一つである天然保湿因子（アミノ酸）の原料にもなるため、乾燥肌改善に必須の栄養素です。

厚労省によると成人女性のタンパク質摂取目安は1日あたり50g。筋トレをしている人は体重1kgあたり1～1.5gの摂取が理想的です。ただし、届かなくてもそこまで気にする必要はありません。どちらかといえば、毎食欠かさずに食べる、という意識が大切です。

では、効率的に摂るにはどのような食材がよいのでしょうか。朝食であれば、調理も簡単で豊富な栄養を含む卵はぜひ取り入れたい食材です。**1個につき、平均6g前後**のタンパク質が含まれているので効率的に摂取できます。

個人的には、スモークサーモンもおすすめのタンパク質食材です。そのまま食べられる気軽さも

朝ごはんにおすすめのタンパク質食材

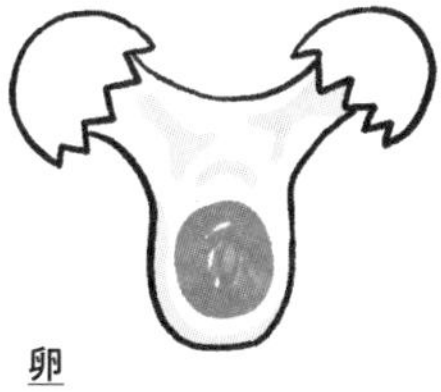

卵
高タンパクで、1日に必要な栄養素をすべて補給できるスーパーフード。1個6～7g。

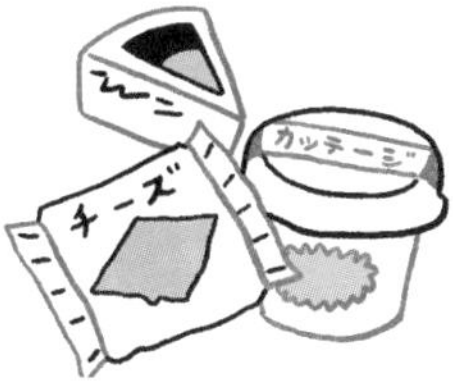

チーズ
乳酸菌が豊富な発酵食品。カルシウムやビタミンAも補給できます。100ｇあたり25ｇ。

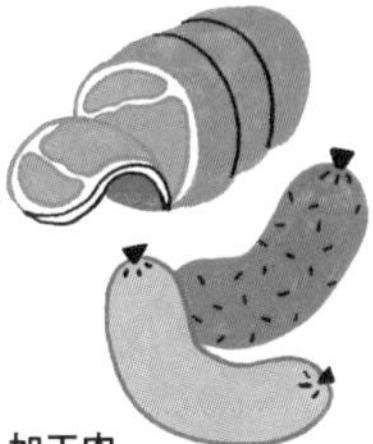

加工肉
ハムは、ビタミンやミネラルが豊富。ハム1枚20ｇ前後。ソーセージ1本2ｇ前後。

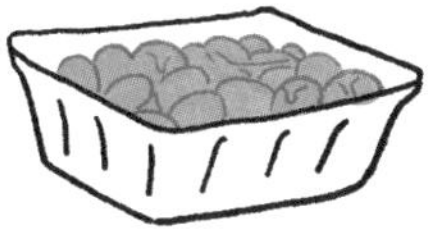

納豆
善玉菌のエサになる納豆菌やビタミン、ミネラル、カルシウム入り。1パック7～8ｇ。

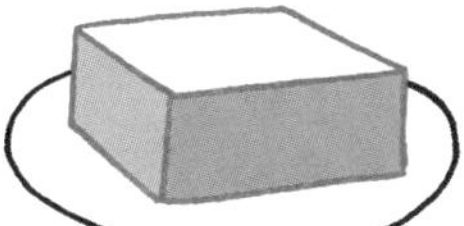

豆腐
カルシウム、ビタミン、ミネラル、イソフラボンなど栄養素も抜群。1丁15ｇ前後。

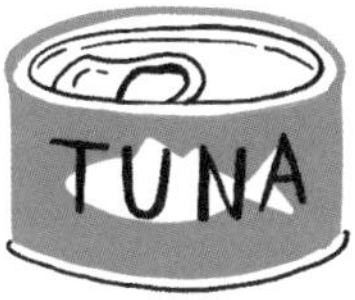

ツナ缶
酸化しやすいオメガ3は缶詰で。ビタミンやミネラルの補給にも。1缶（70ｇ）12～15g。

魅力ですし、肌にいいビタミンAやオメガ3も同時に摂ることができます。

タンパク質は肉類にも豊富ですが、手軽さでいえばそのまま食べられるローストハムやコンビニのサラダチキンが便利。植物性なら納豆や豆腐などの大豆食品がタンパク質を多く含みます。

また**糖質とタンパク質を一緒に食べると血糖値が上がりにくくなります**。バタートーストと一緒にハムやサーモン、ツナ缶などを食べれば糖化ケアに最適。このように朝に食べるタンパク質食材は、最強の美肌食なのです。

油を正しく選べば、肌の水分量はアップする

「油は太る」というイメージがありますが、よい油は美肌や健康に欠かせません。油を正しく選んで、乾燥肌対策の味方につけましょう。

まず脂質には、動物性の「飽和脂肪酸」と植物や魚に豊富な「不飽和脂肪酸」があります。飽和脂肪酸はエネルギーに変換されやすい脂質ですが、摂りすぎると肥満や生活習慣病を招きます。

一方、不飽和脂肪酸は血液をサラサラにして、体を健康にするよい油です。オメガ3、6、9という3種類に分けられますが、**中でも積極的に摂りたいのがオメガ3とオメガ9です。**

オメガ3は肌の水分量をアップさせ、老化や炎症を抑えてくれます。オメガ9は、血液の質を高めて血管を若返らせます。オメガ3は鮭やナッツ、アボカド、オメガ9はオリーブオイルやアーモンドに豊富です。アーモンドは抗酸化作用のあるビタミンEも豊富で、美肌ケアに最適。ミックスナッツは豊富な栄養素を一度に補えておすすめです。

乾燥肌対策で朝食に取り入れたいのがオリーブオイルを使った「にんじんしりしり」。βカロテン（ビタミンA）が豊富なにんじんはターンオーバーを整え、卵に含まれるタンパク質とオメガ3、こんにゃくに豊富なセラミドも一度に補給できます。

ただし脂質の過剰摂取は、肥満や皮脂の増加を招くため、適量を心がけましょう。

乾燥肌に

ビタミンAとセラミド補給

にんじんしりしり

材料

・にんじん 1本（約150g） ・糸こんにゃく1/2袋（約50g）
・卵1個 ・しょうゆ・みりん各小さじ2 ・ごま油、またはオリーブオイル適量
・フラックスシード（すりつぶす）適量 ・えごま油 小さじ1

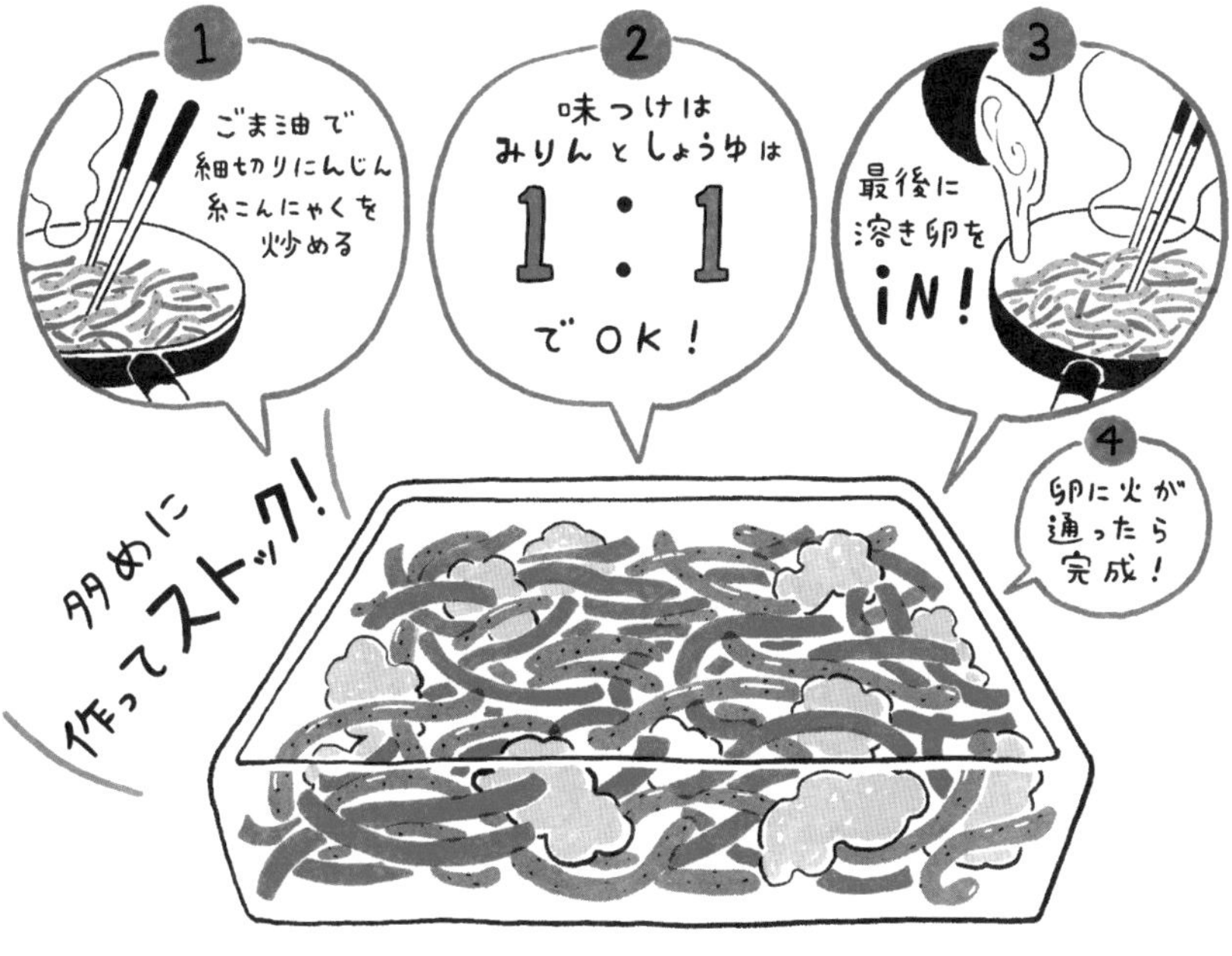
1
ごま油で細切りにんじん糸こんにゃくを炒める
2
味つけはみりんとしょうゆは
1：1
でOK！
3
最後に溶き卵をiN！
4
卵に火が通ったら完成！
多めに作ってストック！

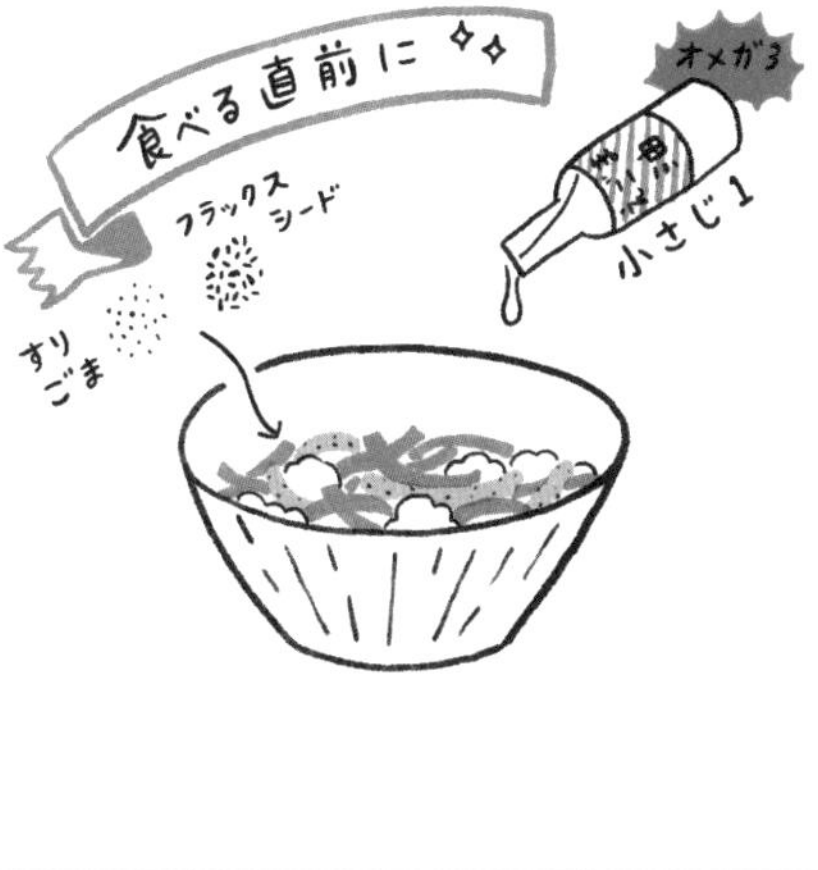
食べる直前に
オメガ3
小さじ1
フラックスシード
すりごま

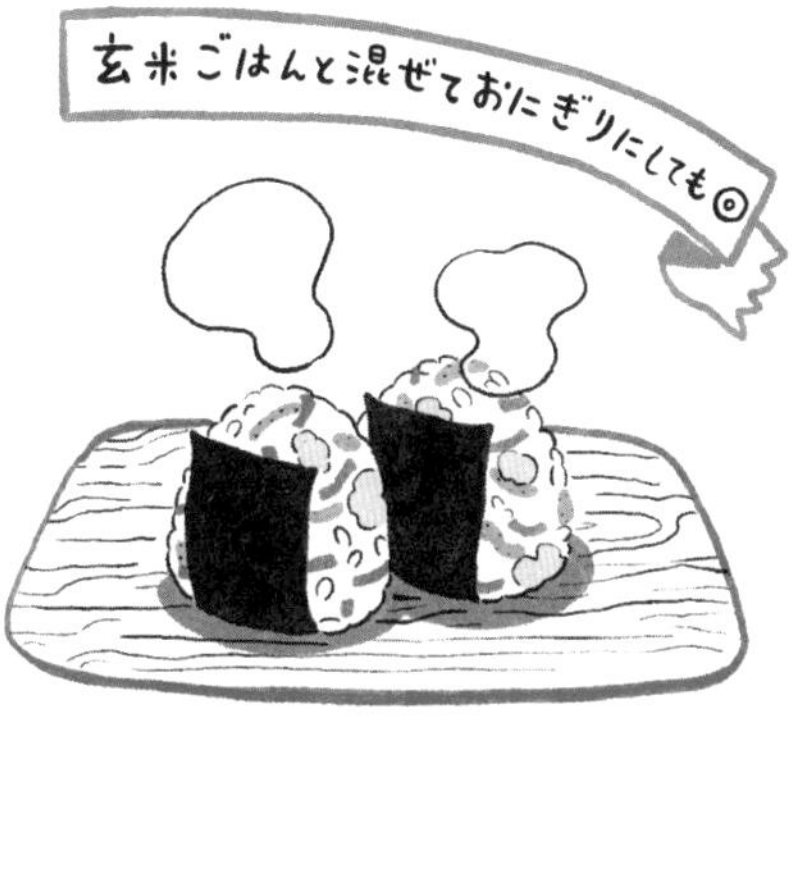
玄米ごはんと混ぜておにぎりにしても◎

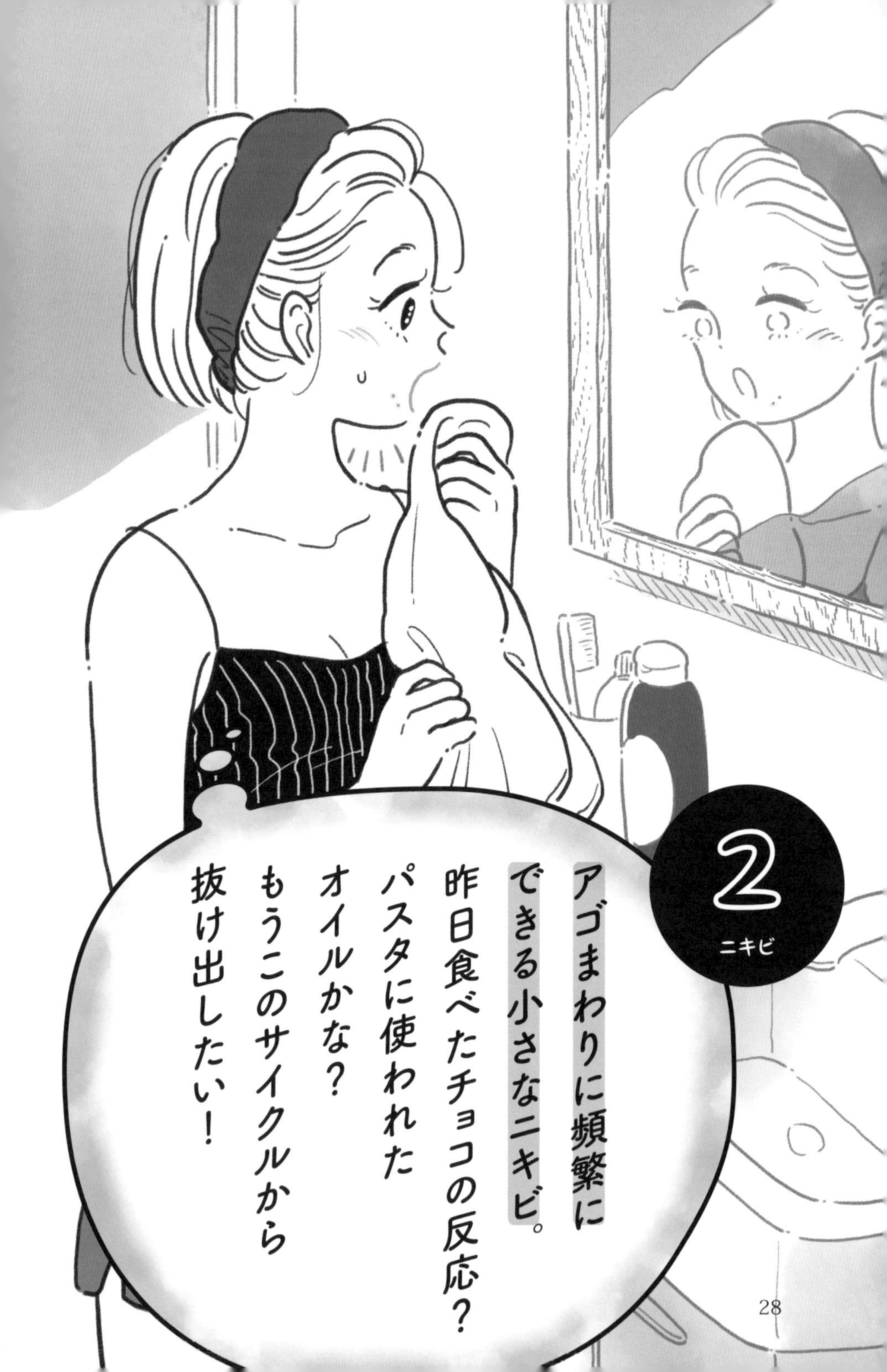
2
ニキビ
アゴまわりに頻繁に
できる小さなニキビ。
昨日食べたチョコの反応？
パスタに使われた
オイルかな？
もうこのサイクルから
抜け出したい！

「ニキビ」はどうして起こる？

- ニキビは、毛穴がつまって常在菌であるアクネ菌が増殖、活発化し、炎症が起きたもの
- 毛穴のつまりは、皮脂の過剰分泌やターンオーバーの乱れによって起こる
- ターンオーバーの乱れには、生活習慣が大きく関わる。睡眠不足、食生活の乱れ、ストレスなどが原因
- 紫外線ダメージでもターンオーバーが乱れてニキビができる場合が

CHECK!

ニキビに影響大！『ターンオーバーの乱れ』って、どういうこと？

ニキビの原因のひとつには、「ターンオーバーの乱れによる毛穴づまり」があるとお伝えしましたが、そもそもターンオーバーとはどのようなものなのでしょうか。

私たちの肌は、表皮、真皮、皮下組織の三層で構成されていて、肌の層の一番上にある表皮は、およそ1ヶ月のサイクルで生まれ変わっています。

表皮の最下層にある基底層から作られた細胞は、少しずつ上へ押し上げられ、古くなった角質細胞が最終的にアカとなって表皮の外へ排出されます。この一連の新陳代謝をターンオーバーと呼びます。

ターンオーバーのサイクルが正常であれば、キメ（肌の凹凸）の整った潤いのある肌を保つことができますが、サイクルが乱れて遅くなると古い角質が排出されないまま残り、硬く分厚くなって、毛穴づまりの原因になります。ちなみにサイクルが早すぎても、細胞が不完全のまま作られて乾燥などの肌トラブルを引き起こします。

こうした様々な原因で毛穴がつまり、生まれたコメドを餌にしてアクネ菌が活発化。炎症が引き起こされて、ニキビを作り出してしまうのです。

ターンオーバーの乱れは、睡眠不足、食生活、ストレスなどが原因で引き起こされます。さらに、皮脂に含まれる遊離脂肪酸という物質が酸化されると炎症の指令を出し、ターンオーバーが乱れる場合もあります。また、紫外線が肌細胞にダメー

ターンオーバーのメカニズム

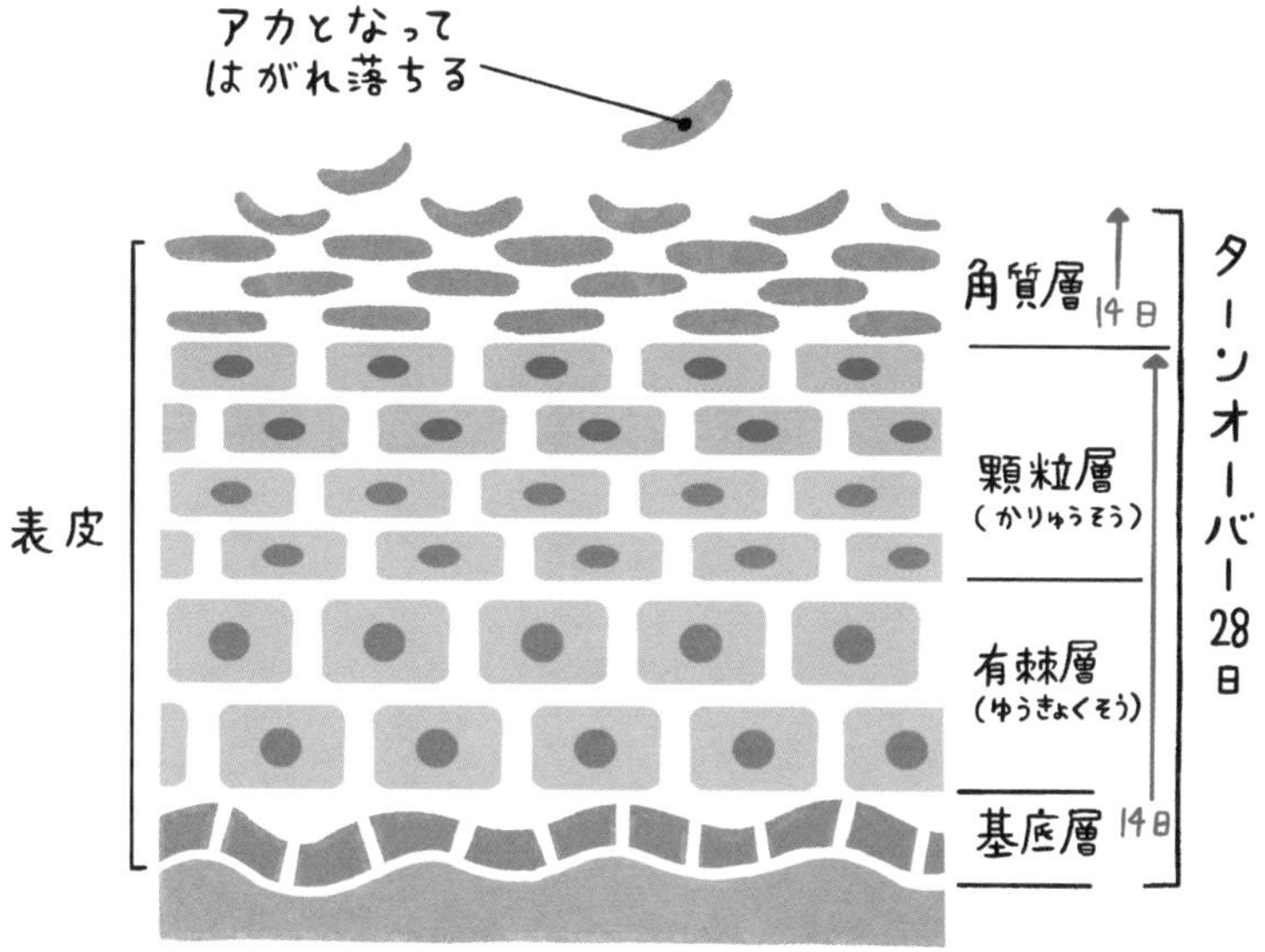

ターンオーバーは、皮膚のもっとも外側にある表皮が生まれ変わる新陳代謝サイクルのこと。およそ1ヶ月かけて、一番下の基底層から細胞が徐々に上へ押し上げられ、古くなった細胞はアカとして排出されます。

ジを与えてバリア機能が低下し、ターンオーバーが乱れてしまうことも。

ターンオーバーを整えるには、十分な睡眠とバランスの良い食事、適度な運動など、生活習慣の見直しが大切になります。もちろん適度な洗顔と保湿、紫外線対策も欠かせません。

よく、皮脂が多く出るからといって洗顔を過剰に行う人がいますが、ごしごし洗うと皮脂を取りすぎてバリア機能の低下を招き、ニキビを悪化させますので注意してください。

SKIN CARE

皮膚科頼みじゃ、ニキビは繰り返すばかり。セルフケアのコツ

ニキビ治療は、まず皮膚科で処方された薬が有効になりますが、普段の正しいスキンケアも欠かせません。とくに大切なのが、適度な洗顔と保湿です（正しい洗顔方法はP18参照）。

過剰な洗顔は、肌の潤いを守るバリア機能を壊し、毛穴のつまりを悪化させるため、要注意です。

肌に残留したメイクは酸化してニキビの原因となるので、クレンジングは欠かさず行ってください。メイク落としと洗顔を兼ねた、ダブルクレンジング不要の洗顔料は脱脂力が強いものが多いため、ダブル洗顔で調整するのがおすすめ。私はしっかりメイクの日は「オイル+洗顔」、軽いメイクの日は「バーム+洗顔」というようにクレンジングを使い分けています。ちなみにミルクタイプは落ちづらく、肌を擦りやすいため、個人的にはあまりおすすめできません。

保湿剤は、毛穴のつまりを引き起こす油分の多いものは避けた方がベター。最近では、**ニキビのもとになりにくいことが確認されたノンコメドジェニック試験済の化粧品**も注目されています。

またニキビ肌は、肌の潤いを保つ細胞間脂質の成分であるセラミドが不足しがちなのでスキンケアや食事で補いましょう。有効成分としては、皮脂分泌を抑えて**毛穴づまりを解消する、アゼライン酸がおすすめ**。世界的にニキビ治療で使用されている効果の高い成分です。ほかにも、炎症と皮

注目の成分、アゼライン酸のポイント

抗菌効果

ニキビの原因となるアクネ菌に対する殺菌効果だけでなく、ニキビの原因となる皮脂の抑制にも効果があります。

妊娠中もOK

穀類や酵母に含まれる天然由来の酸なので、比較的皮膚への刺激が少なく、妊娠中でも安心して使用できます。

ニキビ痕にも

メラニンの生成を抑える働きがあり、ニキビの炎症による炎症後色素沈着も軽減する効果があります。

抗炎症効果

炎症を抑える効果により、ニキビが悪化するのを事前に予防します。また、赤みの軽減にも効果があります。

ニキビのほか、酒さや毛穴の黒ずみ防止、美白効果にも効果的。アメリカでは、有名なニキビ治療成分として2003年から使用されていますが、日本ではまだ保険適用されておらず、クリニックでも自費での購入になります。

脂分泌を抑えるナイアシンアミド（ビタミンB3）や同じく皮脂を抑えるビタミンC配合の化粧品もおすすめです。

また、**レチノイド（ビタミンA）の一種であるアダパレン**は、皮膚科では保険で処方してもらえます。毛穴づまりを防ぎ、ニキビの改善をサポートしてくれます。ニキビ薬によく使われる成分、過酸化ベンゾイルと併用できるのも、うれしい点。ニキビ痕にも効果が期待できます。

ニキビは良い状態と悪い状態を繰り返す慢性疾患で、急には治りません。半年スパンで治療と向き合っていきましょう！

BREAKFAST

専門医が選ぶ、ニキビ処方の朝ごはんは、ハム卵サンド

皮膚科では、**ニキビ処方として皮脂の分泌を抑えるビタミンB2、B6、ターンオーバーを整えるビタミンCをセットで処方することがあります。**ニキビ肌の改善には、これらの栄養素を食事でも積極的に摂ることがポイントです。そこで朝食に最適なのが「ハム卵サンド」。ハムには、ビタミンB群が豊富に含まれますし、クルミやオリーブオイルを使ったジェノベーゼソースには、良質な脂質が豊富です。また、腸内環境の悪化は肌荒れの原因となるため、食物繊維も忘れずに。

同時にニキビ肌に不足しがちな潤い成分として、**米やこんにゃくに豊富なセラミドや、ターンオーバーを改善する亜鉛の補給も欠かせません。**

気をつけたいのが、皮脂分泌を増やす食品や食べ方。とくに**血糖値を急上昇させる高GI食品はNGです。**サンドイッチのパンは、低GIのライ麦パンやプンパーニッケルがベター。ハイカカオチョコレートも血糖値が上がりにくく安心です。

また、**飽和脂肪酸を多く含む乳製品も皮脂の分泌を増やします。**避けたいのはスキムミルク、生クリーム、バター。ヨーグルトやチーズは影響が少ないと考えられています。ナッツは食べすぎると脂質過剰になるため、適量を心がけましょう。

時間の経った唐揚げなど酸化した油も要注意。糖化も加速させるうえに、腸内環境にも悪影響を及ぼしてニキビを悪化させます。

ビタミンB＆ビタミンC摂取！ニキビ処方朝ごはん

バジル風味のハム卵サンドイッチ

材料
・プンパーニッケル　２枚（ライ麦パンでもOK）
・ハム４枚　・スライスチーズ２枚　・卵１個（目玉焼き）
・ブロッコリースプラウト適量
★ジェノベーゼソース適量

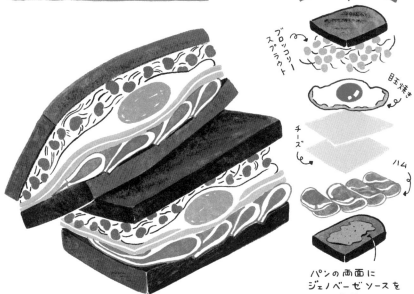

この順で狭みます★

パンの両面に
ジェノベーゼソースを
ぬる

ジェノベーゼソース

作っておくと便利

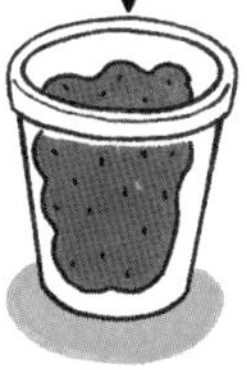

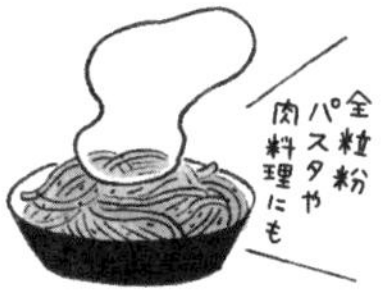

全粒粉パスタや肉料理にも

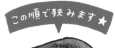

・ほうれん草３束(100g)
根元を5cm切って水に5分つけておく
・バジル２束（15g）・ニンニク２片・くるみ40g・アンチョビ２枚
・粉チーズ30g・オリーブオイル150mlをミキサーに。なめらかになったら、塩少々で味をととのえる

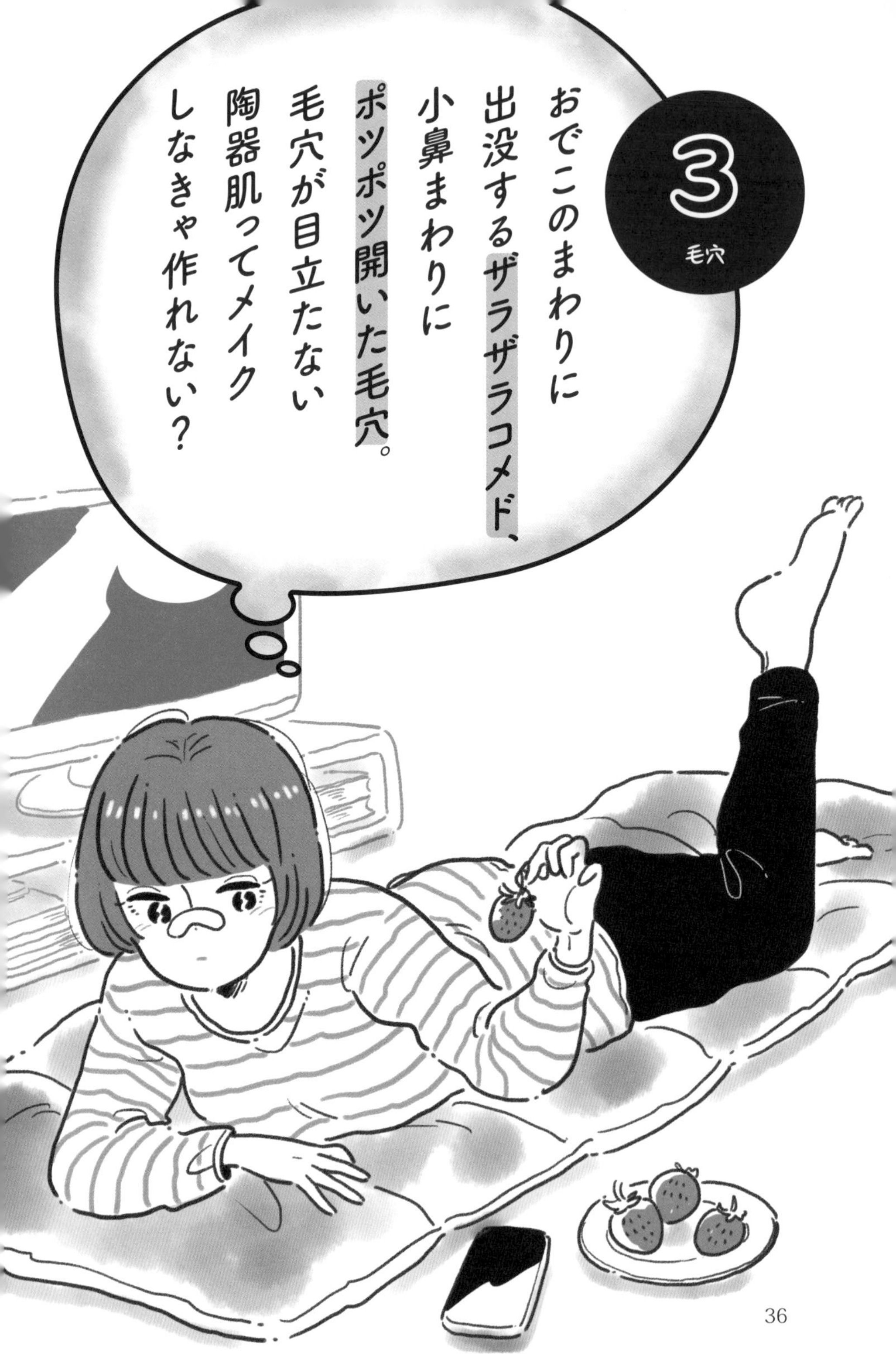
3
毛穴
おでこのまわりに
出没するザラザラコメド、
小鼻まわりに
ポツポツ開いた毛穴。
毛穴が目立たない
陶器肌ってメイク
しなきゃ作れない？

「毛穴の開き、つまり」はどうして起こる？

- 毛穴の開きは加齢による「真皮のたるみ」と「皮脂の過剰分泌」が原因
- 毛穴のつまりは「ターンオーバーの乱れ」と「皮脂の過剰分泌」が原因
- コメド（角栓）は、出口が塞《ふさ》がった毛穴の中で古い角質と余分な皮脂が結合したニキビの初期症状

CHECK!

メカニズムを知って賢くケア そもそもなぜ毛穴が開く？つまる？

毛穴の〝開き〟や〝つまり〟を賢くケアするためには、その原因を知ることが大切です。

まず**毛穴の〝開き〟の原因には「真皮のたるみ」と「皮脂の過剰分泌」の2種類**があります。

毛穴は、肌の奥深くの真皮にまで到達しているため、加齢や紫外線ダメージ、糖化ストレスなどで真皮のハリや弾力を保つコラーゲンやエラスチンが減少・変性すると、肌全体がたるんで、毛穴も下に引っ張られて開いてしまうのです。予防にはUVケアや糖化ケア（P112〜）が必須です。

また、毛穴の内部にある皮脂腺で皮脂が過剰に分泌されると、皮脂をうまく排出できずに毛穴を押し広げるため「毛穴の開き」につながります。

予防にはターンオーバーの改善がポイント。皮脂を取ろうとこすりすぎると、バリア機能が低下してターンオーバーを乱し、毛穴の開きがさらに悪化するので注意が必要です。

一方、**毛穴の〝つまり〟は「ターンオーバーの乱れ」と「皮脂の過剰分泌」が原因**。様々な理由でターンオーバーが乱れ（P30参照）、出口が塞がった毛穴の中で古い角質と余分な皮脂が結合すると、小さなコメド（角栓）が発生するのです。気になる場合は、角栓パックではなく、ピーリング化粧品などを試しましょう（P76参照）。放置すると赤ニキビになる恐れもあるため、早めのケアが大切です。

〈正常な毛穴〉

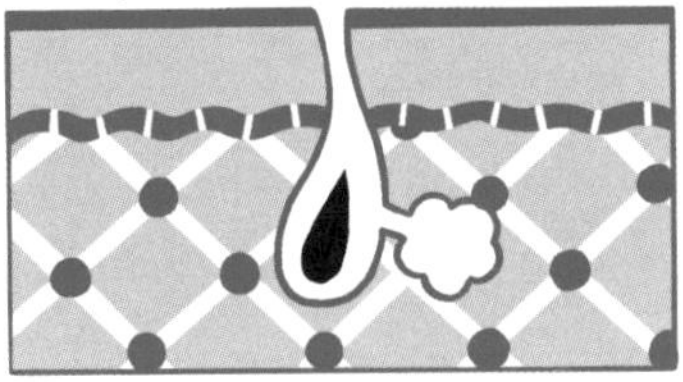

毛穴の構造

表皮を超えて真皮にまで到達している毛穴は、網目状に張り巡らされたコラーゲンに支えられている。毛穴の中には皮脂を分泌する皮脂腺があり、毛穴から排出される。また正常な毛穴は、出口が開いている。

毛穴が開くメカニズム

皮脂の分泌が過剰になると毛穴から皮脂を排出できなくなり、毛穴の出口が押し広げられて毛穴が開いてしまう。

糖化や酸化のストレスで真皮のコラーゲンが変性すると、肌全体にたるみが生じて毛穴を支えられなくなり、出口が開いてしまう。

〈皮脂の分泌過剰〉

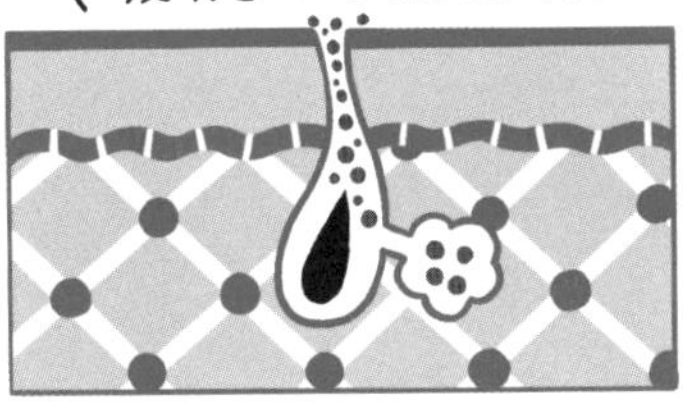

〈肌のたるみによる〉

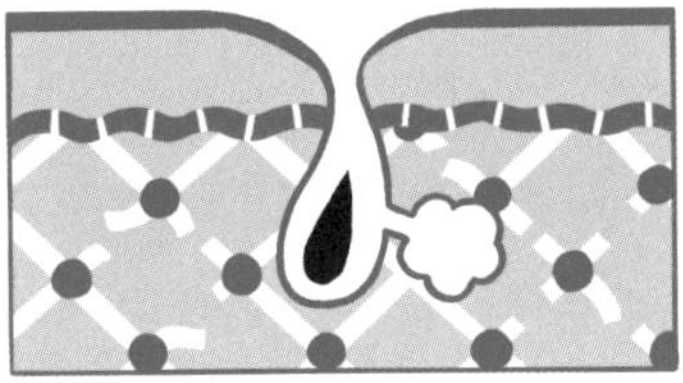

毛穴が開くメカニズム

ターンオーバーが乱れ、角質層が分厚くなると毛穴の出口が塞がれる。すると皮脂腺から分泌された皮脂がうまく排出されず毛穴の中に溜まる。

塞がれた毛穴の中で余分な角質と皮脂が結合すると、角栓に。それをエサに常在菌のアクネ菌が活性化して炎症が生じると赤ニキビに。

毛穴の中で生まれた角栓が酸化すると黒ずみ毛穴に。さらに時間が経つと分厚くなった角質も硬化して、毛穴づまりが悪化。コメドも肥大化する。

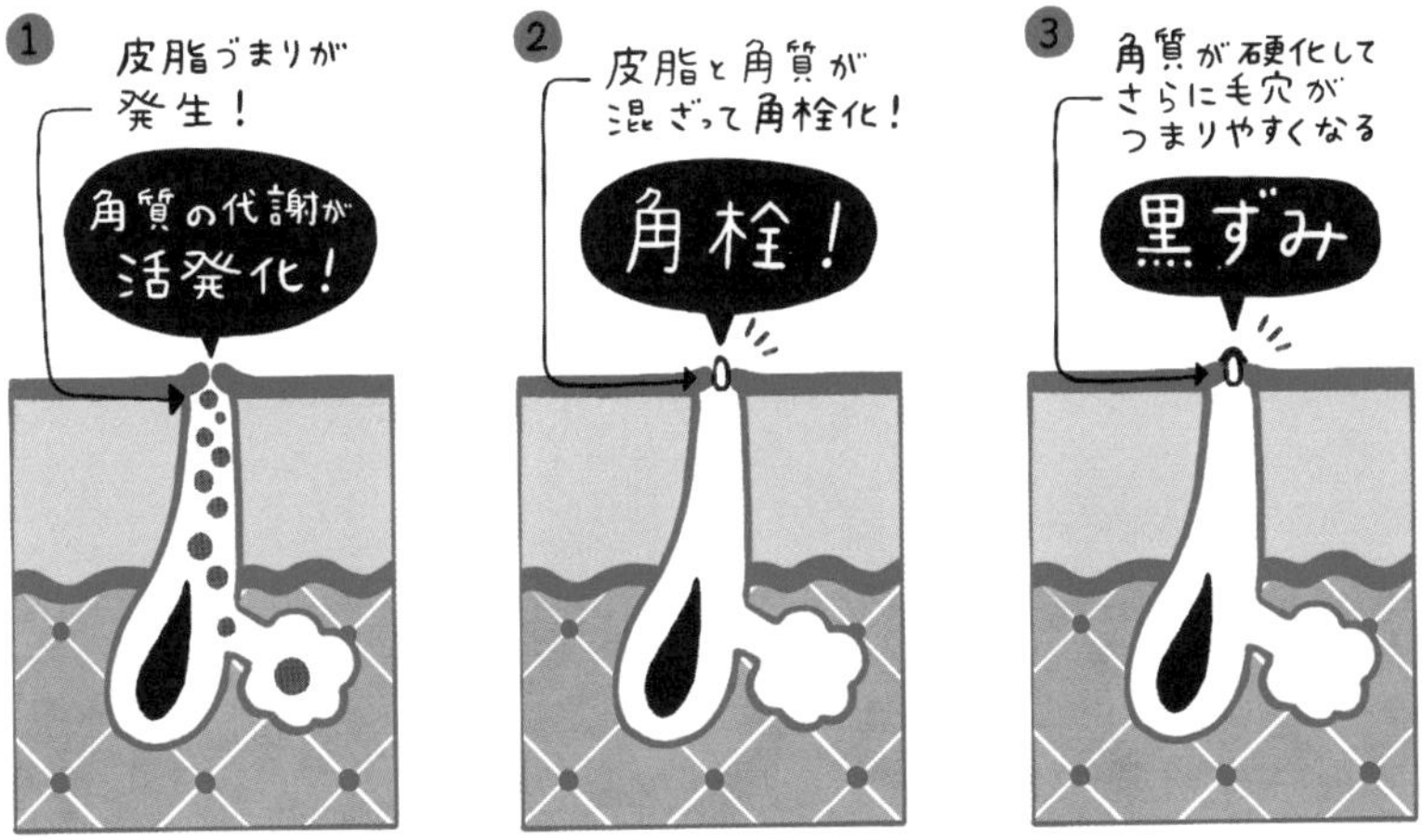

SKIN CARE

"開き"にも！"つまり"にも！毛穴ケアにはレチノイドを

毛穴トラブル全般に効果を発揮してくれる有効成分があります。それが、レチノイドです。

レチノイドは、ビタミンAおよび、その誘導体の総称で、皮膚の真皮にある線維芽細胞に働きかけてコラーゲンの産生を促し、たるみをケアします。さらにターンオーバーの促進、皮脂・コメドの抑制、紫外線ダメージの軽減など様々な作用があり、毛穴やニキビ、たるみ、シワ、シミなど、あらゆる肌トラブルをケアする注目の成分です。

レチノイドには、いくつか異なる形態がありますが、どれも最終的には皮膚の中で「レチノイン酸」となって作用します（左図参照）。一般的に、レチノイン酸に変わるまでのステップが多いほど、副作用が少なく取り入れやすいでしょう。

図の左端の「トレチノイン」はレチノイン酸の一種で、そのままの形で肌に働きかけるためニキビやアンチエイジングに効果を期待できますが、刺激が強いのが難点です。また、こちらはクリニックでの処方のみ。ちなみに、ニキビ治療薬の「アダパレン」もレチノイン酸の一種です。

トレチノインより右側は医薬品ではなく化粧品に配合されるレチノイドです。左から2種類目の「レチナール」は、中でも、もっとも効果の高い形態。ですが安定性が低いため処方が難しく、安全性を重視する日本の製品にはほとんど配合されていません。ただ、海外ではレチナールを比較的高濃度

レチノイドは「肌に合うものを長く使用」がカギ

クリニックで処方される医薬品。直接肌に働きかけられるが、濃度によって刺激感や赤みが出る人も。

化粧品に配合できるレチノイドの中では一番効果が高いが、安定性が低く製品化が難しい。海外製品が中心。

効果と副作用のバランスがもっともよい。マイルドに働きかける（トレチノインの20分の1程度）。

刺激が少なく紫外線ダメージの軽減効果の報告もあるが、エイジングケア効果のエビデンスは不十分。

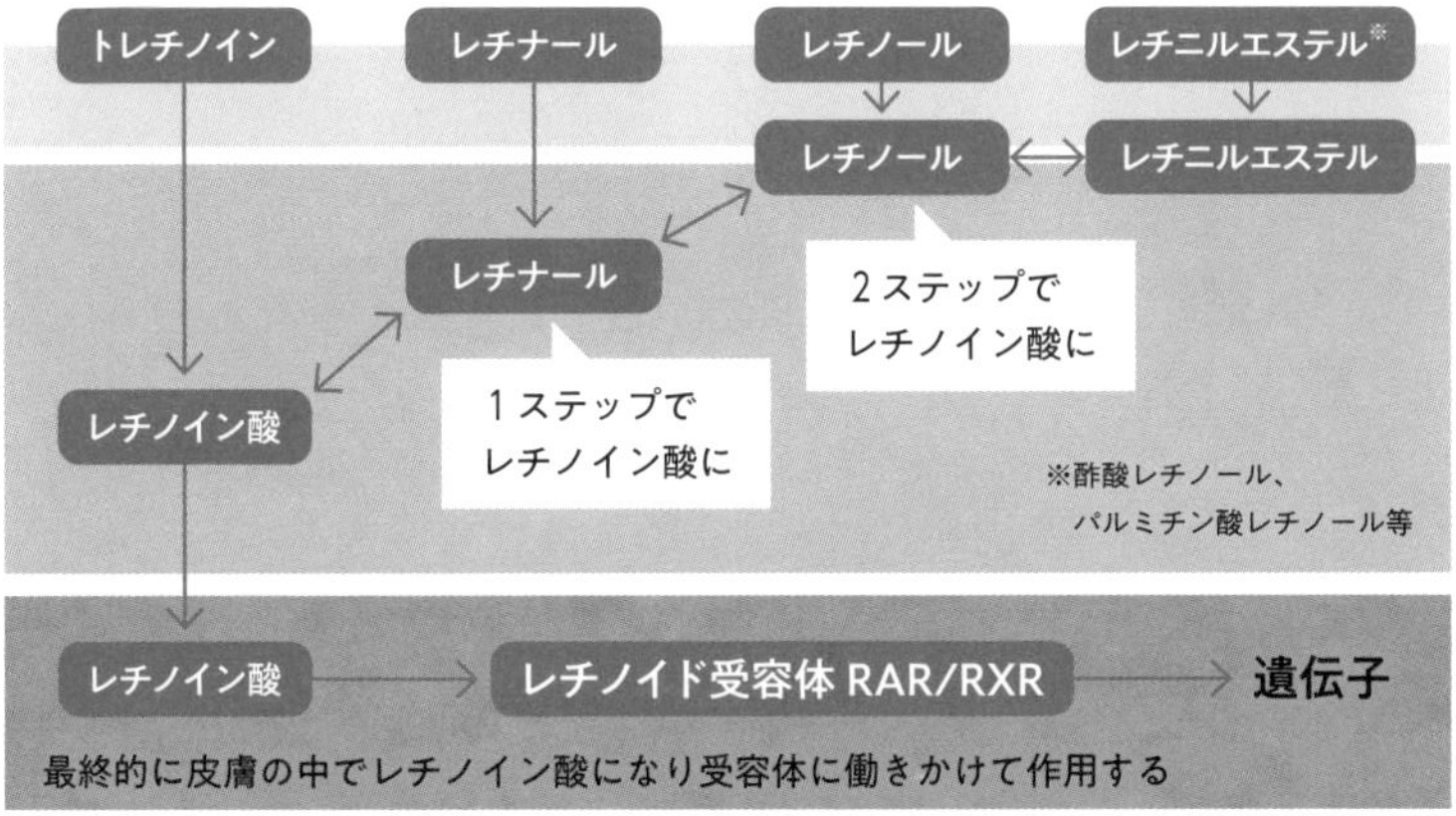

効果を実感するには最低2~3ヶ月続けることが必要です

に配合した化粧品が安価で手に入ります。

次に「レチノール」は刺激が少なめで使いやすいですが濃度に差があるため、比較的高濃度の医薬部外品や医療機関専売品がベター。効果と副作用のバランスが良いので、初めての方におすすめです。

最後に右端の「レチニルエステル」は、もっとも刺激が少なく、敏感肌の方でも使いやすいのが特徴です。

レチノイドは、エイジングケアのイメージが強いですが、若いうちから使うことで、トラブルに強い肌を育てられます。

BREAKFAST

「オーバーナイトトマトスープ」で体の中から毛穴ケア

過剰な皮脂による毛穴トラブルの改善には、「ビタミンA」と「亜鉛」を一緒に摂ると効果的です。ビタミンAには、ターンオーバーを整える働きや皮脂の抑制作用があります。また、亜鉛にも新陳代謝を促す作用に加え、体内でビタミンAの代謝を促して抗酸化作用の活性化を助ける働きがあり、一緒に摂ることで効果が倍増するのです。

ビタミンAは、にんじんやトマトなど緑黄色野菜から摂るのが一般的。亜鉛は、玄米やオートミールなど、未精製のホールフードに多く含まれます。パンなら、全粒粉やライ麦のものを選びましょう。時間がない朝は、ビタミンAと亜鉛を同時に摂れる卵がおすすめです。

また、朝温めるだけの「オーバーナイトトマトスープ」も朝食にぴったりです。オートミールとミックスベジタブル、ミックスビーンズにコンソメを加えて一晩置き、翌朝レンジで2分間温めるだけ。オートミールは一晩つけておくことで柔らかくなるので、食べやすく、手間もかかりません。

脂性肌で注意したいのが、血糖値を急上昇させる食生活です。これは血糖値が上がると分泌されるインスリン様ホルモンが皮脂分泌を促すため。丼物やスイーツは控えましょう。スキムミルクなど一部の乳製品も、皮脂を増やすためNGです。

たるみによる毛穴の開きについては、P127のたるみケアレシピを参照してください。

＼毛穴トラブルに！／　＼ビタミンAと亜鉛を摂取／

オーバーナイトトマトスープ

材料

A
- トマトジュース 200ml
- オートミール 大さじ3
- ミックスベジタブル（各大さじ2）
- ミックスビーンズ（各大さじ2）
- コンソメ 小さじ1/2

- 粉チーズ、黒こしょう 各適量

1

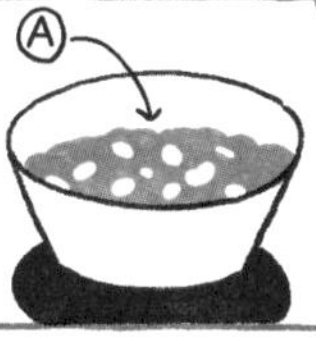

スープボウルにⒶをすべて入れて一晩おく

over night!

2

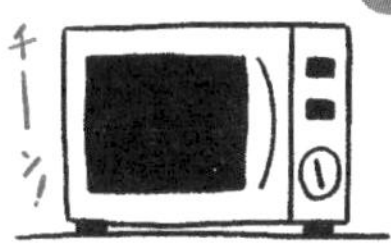

600Wで2分チン！
全体をまぜてから
粉チーズとこしょうをふる

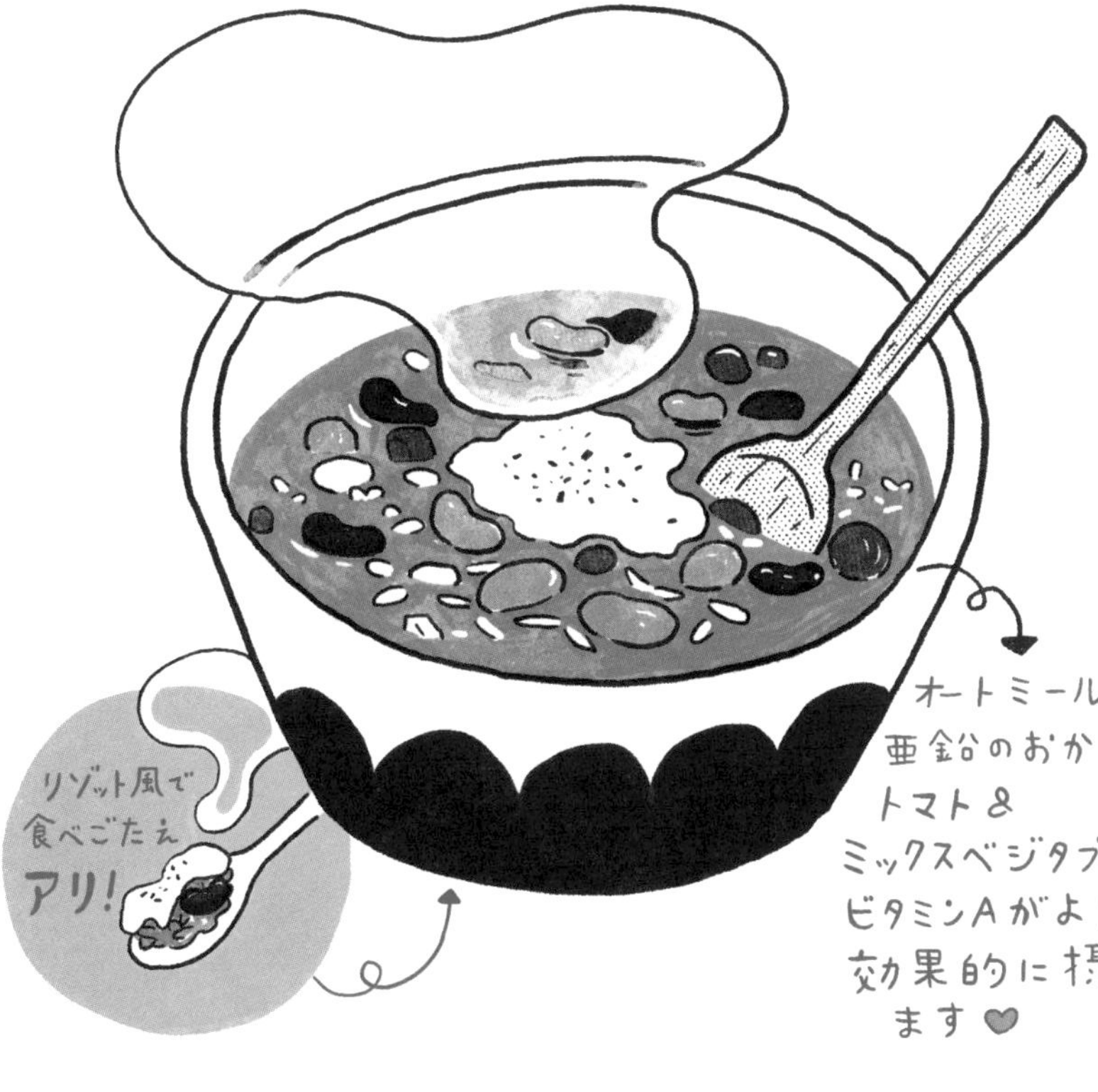

オートミールの
亜鉛のおかげで
トマト＆
ミックスベジタブルの
ビタミンAがより
効果的に摂れ
ます♡

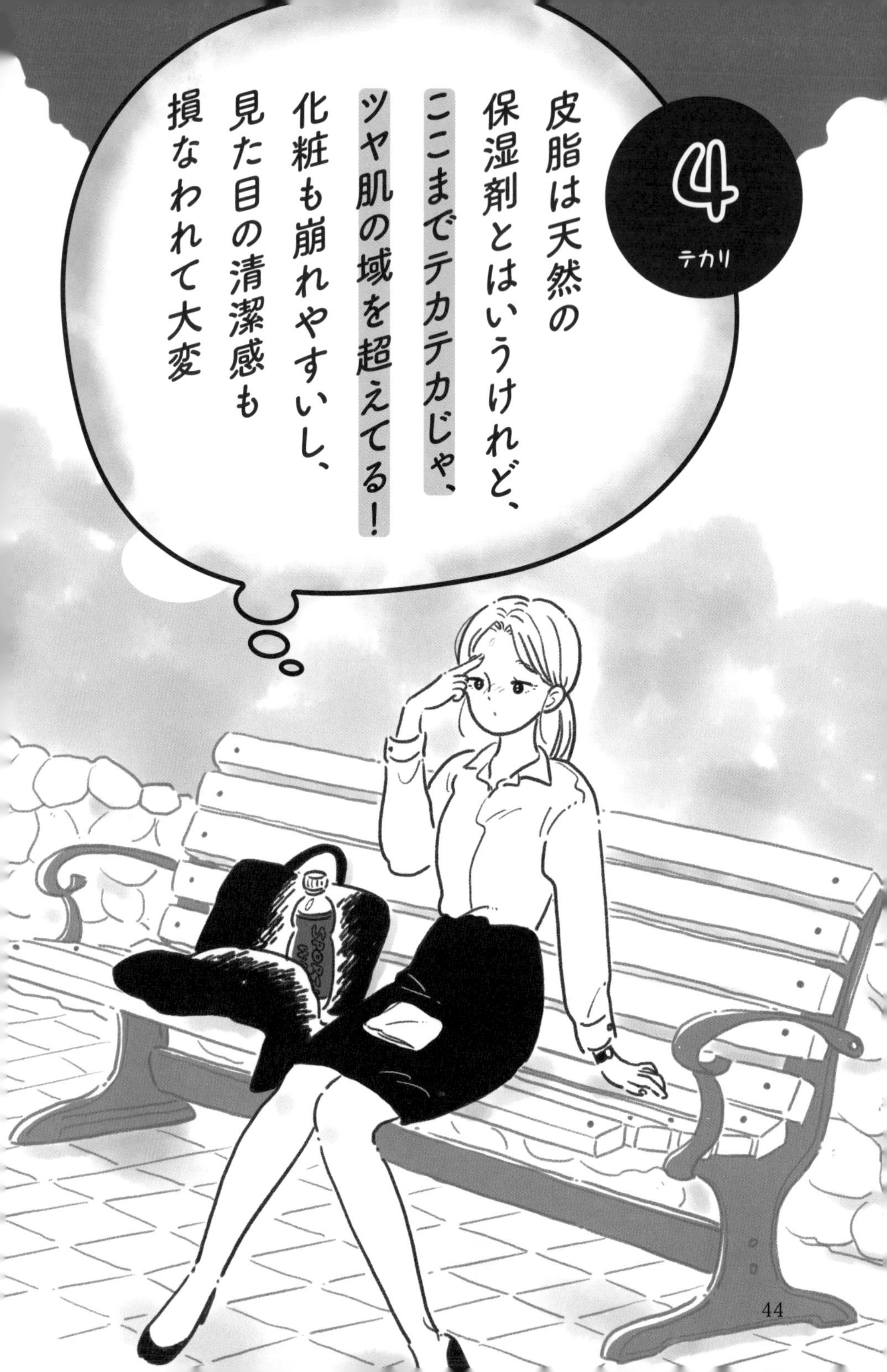
4
テカリ
皮脂は天然の
保湿剤とはいうけれど、
ここまでテカテカじゃ、
ツヤ肌の域を超えてる！
化粧も崩れやすいし、
見た目の清潔感も
損なわれて大変

「テカリ」はどうして起こる？

- 皮脂を取り除こうと、念入りに洗顔を行うと
バリア機能が低下し、皮脂が過剰になる場合も
- 油分の多い化粧品がテカリの原因になる場合も。
肌と化粧品の相性も大切
- 過剰な皮脂は、遺伝やホルモンバランスの影響や、
睡眠、食事などの生活習慣が原因で起こる

LIFE STYLE

そのテカリ肌、睡眠不足とストレスのせいかもしれません

まずテカリ肌が気になる人に見直してほしいのは洗顔方法です。皮脂を取ろうとこすりすぎるとバリア機能が低下して、かえって皮脂が過剰になる場合もあります。また、油分の多い化粧品がテカリの原因になる場合もあるため、肌との相性もあらためてチェックしてください。

とはいえ、スキンケアだけではなかなかテカリが改善しない場合もあるでしょう。そもそも、私たちの皮脂の分泌はホルモンバランスの影響を受けています。そのため、いくらスキンケアを頑張っても睡眠不足や不規則な生活、栄養バランスの偏った食事、過度なストレスなどでホルモンバランスが乱れると、皮脂分泌が過剰になるためテカリを改善することは難しいのです。

さらに睡眠が不十分だと、美肌に欠かせないい様々なホルモンの分泌を阻害します。よく知られるのが**「成長ホルモン」**。美肌ホルモンとも呼ばれる成長ホルモンは、血流とともに肌に栄養を届けてターンオーバーを整えるほか、紫外線や乾燥など日中に受けたダメージの修復などの役割を担っています。寝不足の日に肌ツヤが悪いように感じることがありませんか？　これは成長ホルモンが不足して肌の修復が不十分になっているため。

成長ホルモンの分泌は、入眠直後から2回目のノンレム睡眠（深い睡眠）までに増加するので、**寝始めの3時間にしっかり熟睡できているかがポ**

入眠3時間の熟睡が美肌のカギに

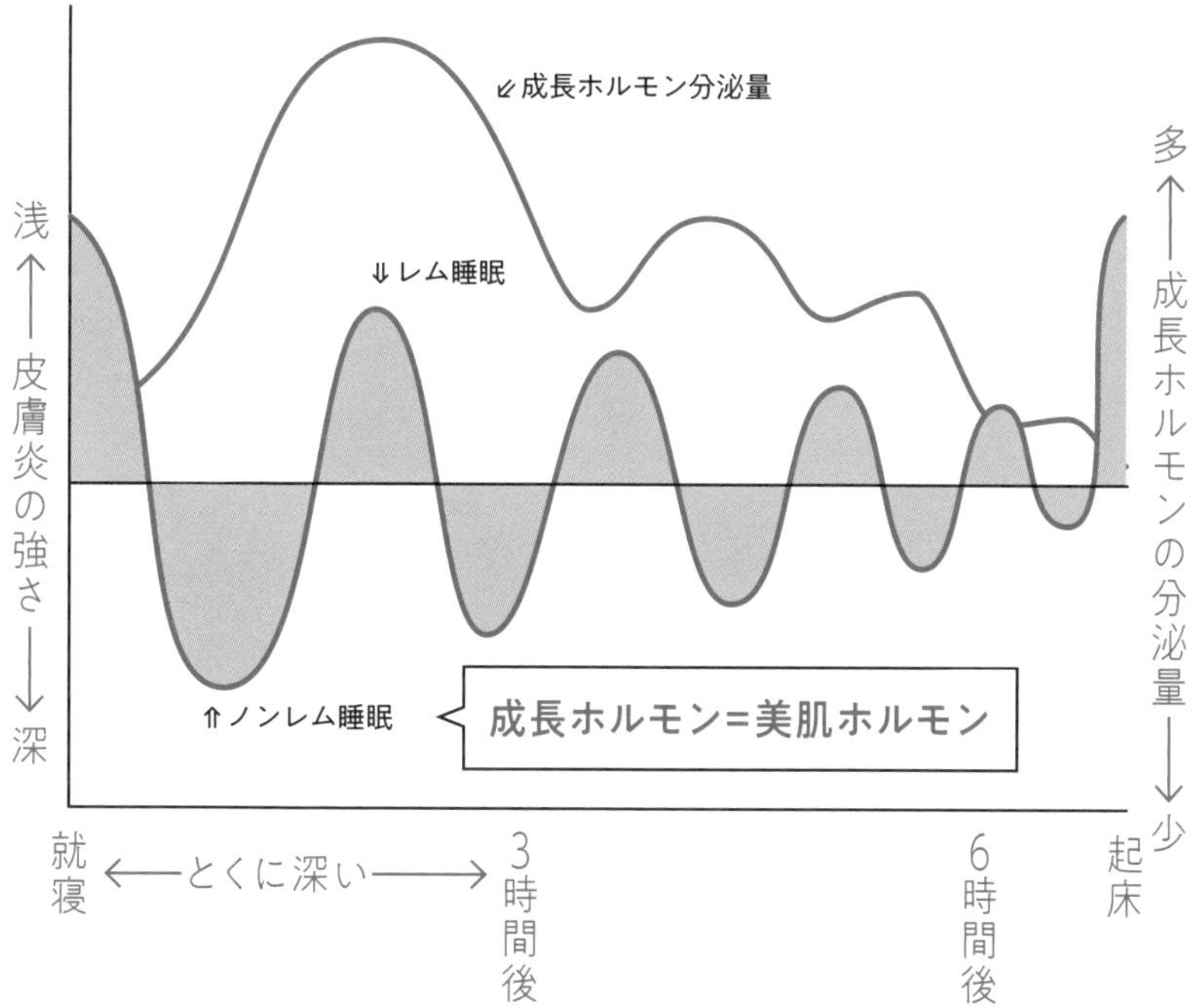

イントになります。

さらに睡眠不足は、睡眠ホルモンの「メラトニン」や抗ストレスホルモンの「コルチゾール」の分泌の乱れも招きます。メラトニンは、睡眠の質を高めるだけなく、抗糖化・抗酸化作用があり、**肌の老化を防いでくれるアンチエイジングホルモン**でもあります。そして睡眠不足によってコルチゾールが正常に分泌されないと肌トラブルの原因に。

以上のことからも、美肌を手に入れるためには、十分な睡眠が欠かせないのです。

LIFE STYLE

人生の3分の1は睡眠時間！眠りの質を上げて肌質もアップ

美肌には、十分な睡眠が必要不可欠です。とはいえ十分な睡眠とは、どんなものなのでしょうか。**ポイントは、睡眠の時間と質**です。

米国での研究によれば、最適な睡眠時間は7時間前後とされています。**6時間未満になると、糖化ストレスが上がって肥満や生活習慣病、肌老化を招きます。**さらにうつや認知症など様々な疾患のリスクが上昇し、寿命が縮まるという報告も。逆に、**8時間を超える睡眠も体に負担がかかり、寿命を縮める**ことがわかっています。

一方、睡眠中は、浅い睡眠である「レム睡眠」と深い睡眠の「ノンレム睡眠」が1時間半ごとに繰り返されます。このサイクルの2回目までに、眠りはもっとも深くなります。つまり睡眠の質には、この3時間の間の眠りの深さが大きく関係しています。熟睡することで、肌のターンオーバーを整えて、全身の細胞のダメージ修復を行う「成長ホルモン」の分泌もピークに達します。

また、前ページでお伝えした睡眠ホルモンかつアンチエイジングホルモンの「**メラトニン**」も睡眠の質に深く関わっています。メラトニンは夜に向けて徐々に分泌が増加し、夜間に分泌のピークを迎えることで深い眠りに導きます。

睡眠の質を上げるには、睡眠環境を整えましょう。左ページで私のナイトルーティンを紹介しているので、ぜひ参考にしてみてくださいね。

自律神経を整える、私のナイトルーティン

美肌に必要な十分な睡眠のためには、副交感神経を優位にするナイトルーティンが欠かせません。私のルーティンを紹介します。

18:30　夕食

子供の就寝時間（21:30）にあわせて、3時間前には夕飯を済ませる。寝る直前の食事は睡眠を妨げるうえに、体内時計の乱れにつながるため要注意。

19:30　お風呂

夕食後は、子供と一緒にお風呂へ。入浴は交感神経を優位にさせるため、寝る直前はNG。早めに済ませることで深部体温が徐々に下がり、入眠がスムーズに。

ポイント　最低でも就寝の2時間前には入浴しておく。

21:30　就寝（寝かしつけのまま寝落ち!）

寝かしつけから生還したら……

一人の時間ができたら、好きな音楽や動画を楽しみながらパックなどのスキンケアをしてリラックス。副交感神経を高めてくれるハーブティーを飲むことも。

ポイント　副交感神経を高めるには心身のリラックスが大切。

24:30　までには就寝

寝る直前は着心地のよい綿のパジャマにチェンジ。スマホは寝室に持ち込まず、照明は暖色系の光に切り替えて、寝るまでは読書などをして過ごす。

ポイント　メラトニンの分泌を促すため、明るい光はなるべく見ない。

ちなみに翌朝

6時間半の睡眠を確保して、毎朝7:00には起床。体内時計を整えるため、日光浴と朝ごはんは欠かさない。朝の家事で軽い運動も済ませる。

BREAKFAST

朝食は「ツナサラダアレンジ」で皮脂分泌を整える

皮脂の分泌には、食生活が大きく関係しています。脂質の多い食べ物やお菓子の食べすぎ、栄養バランスの偏りなどは、皮脂を過剰に分泌させる原因となるため、できるだけ控えてください。

一方、**皮脂の分泌を抑えてくれるビタミンB2、ビタミンB6などの栄養素**は積極的に摂りましょう。ビタミンB群を摂るなら、ツナや豚しゃぶ、ハムなどが手軽でおすすめです。

ナイアシンアミドやパントテン酸などの栄養素も、皮脂の分泌を抑える働きがあります。ナイアシンはカツオ、サバ、ブリ、パントテン酸はサーモン、レバー、ツナなどに多く含まれます。

そこで朝食に、ビタミンB2、B6とパントテン酸を効率的に摂れる「ツナサラダアレンジ」をご提案します。その日の気分でオープンサンドかボリュームサラダをチョイスしてみてください。**ツナはタンパク質も豊富で、オメガ3脂肪酸も同時に摂ることができ、美肌づくりに最適です。**

普段トーストなどを食べるときも、まず食物繊維としてサラダを食べると、血糖値の上昇を抑えて酸化ストレスを減らすことができますし、腸内環境の改善にも役立ちます。

テカリ肌に悩んでいる人はぜひ、いつもの朝食に加えてみてください。

テカリケアにはビタミンB2＆B6!!

その日の気分で ツナサラダアレンジ チョイスしよう!

Ⓐ ツナサラダの素

材料

- ツナ一缶（ノンオイルがベター）
- カッテージチーズ 50g
- オリーブオイル
- 塩、こしょう

（オリーブオイル、塩、こしょう）各適量

全て混ぜれば Ⓐの完成！

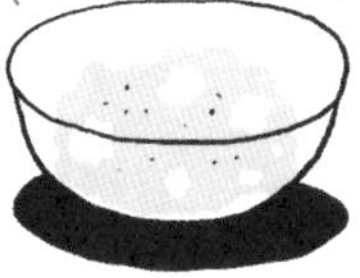

アレンジ① オープンサンド

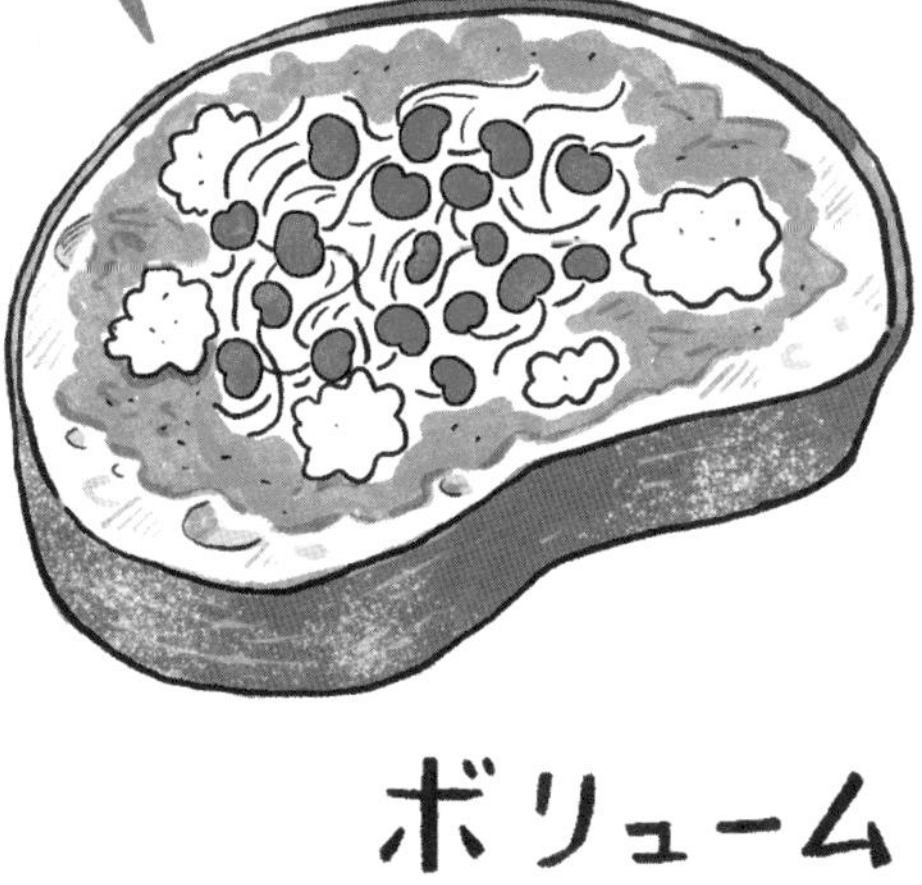

ライ麦パンやプンパーニッケルの上にⒶをお好みの量とブロッコリースプラウトをのせる。
ボリュームUP＆タンパク質を増量させたい人はサラダチキンをオン★

アレンジ② ボリュームサラダ

器にベビーリーフひとつかみとちぎった木綿豆腐¼丁を入れ、Ⓐをお好みの量と刻んだミックスナッツをのせる。塩、こしょう、オリーブオイル適量で味を調える

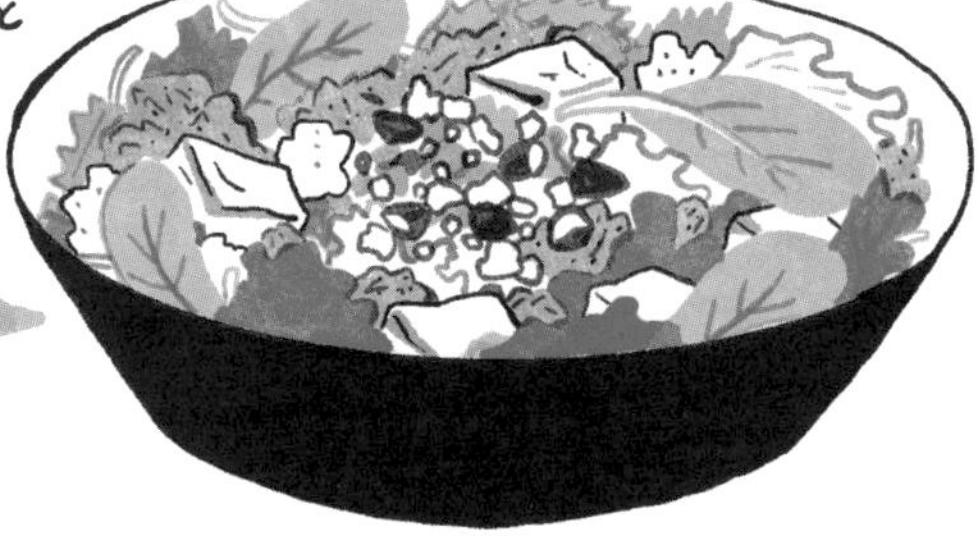

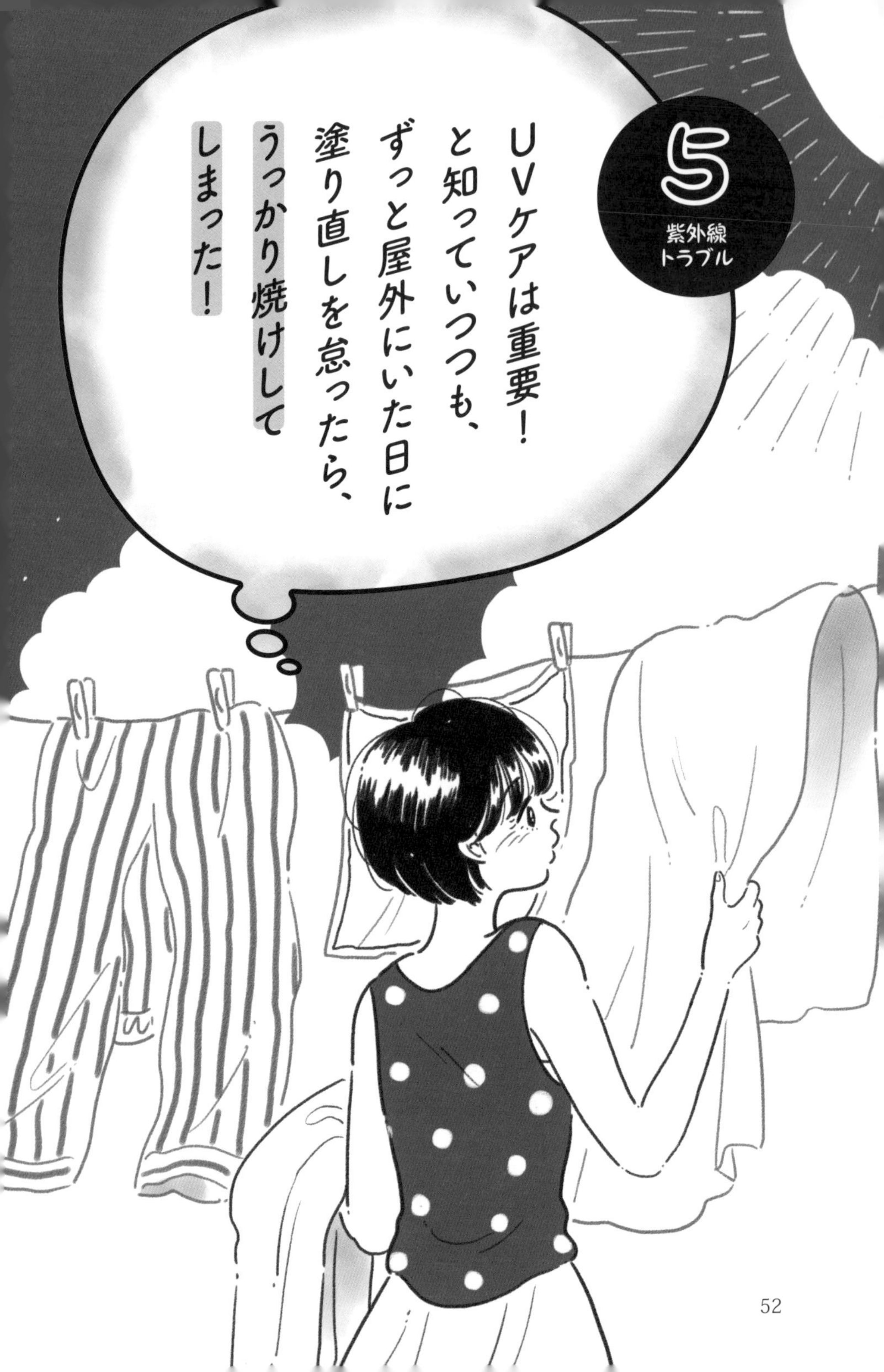
5
紫外線トラブル
UVケアは重要！
と知っていつつも、
ずっと屋外にいた日に
塗り直しを怠ったら、
うっかり焼けしてしまった！

「紫外線ダメージ」には気をつけて！

- 紫外線ダメージによる、くすみやシミ、シワ、たるみなどのエイジングサインは、「光老化」と呼ばれる
- 肌にダメージを与える紫外線は、UVAとUVBの2種類
- UVAは真皮にダメージを与え、シワやたるみを生む。一年中降り注ぐ。「PA」が指標
- UVBは表皮のメラノサイトを刺激してメラニンを発生させ、シミの原因に

おくすり朝ごはん クリニック

SKIN CARE

あらゆる肌トラブルを引き起こす「光老化」の真実

肌の老化は、加齢のせいと諦めていませんか？

じつは、肌老化の約8割は「光老化」が原因です。太陽光を長時間浴びることで、肌のくすみやシミ、シワ、たるみなどが引き起こされるのです。

太陽光の中でも一番影響が大きいのは紫外線です。紫外線には「ＵＶＡ」と「ＵＶＢ」があり、ＵＶＢが表皮で留まるのに対し、ＵＶＡは真皮にまで入り込みます。ちなみに、日焼け止めで見かける「ＳＰＦ」や「ＰＡ」という表記は、それぞれの光線への対応度を表しています。

真皮に届くＵＶＡは、酸化や糖化を引き起こし、肌のハリや弾力のもととなるタンパク質のコラーゲンやエラスチンを変性させて、たるみやシミの原因になります。ＵＶＡは一年中降り注いでいるため、年間を通してのケアが必要です。ＵＶＡを防ぐ効果の表記では「ＰＡ」が指標となります。

コラーゲンの寿命は20年といわれ、ほかのタンパク質と比較しても非常に長く、一度変性すると長い間肌に残ります。ですから、たるみを防ぐには若い頃からのＵＶケアが必要なのです。

一方、ＵＶＢは、表皮にダメージを与え、**メラノサイトを刺激してメラニンを発生させ、シミを作り出します。**ＵＶＢを防ぐ効果の表記では「ＳＰＦ」が指標となります。季節変動があり、夏が一番多く、冬になると減少します。

じつは紫外線は、曇りの日や家の中にも降り注

肌にダメージを与える2種類の紫外線

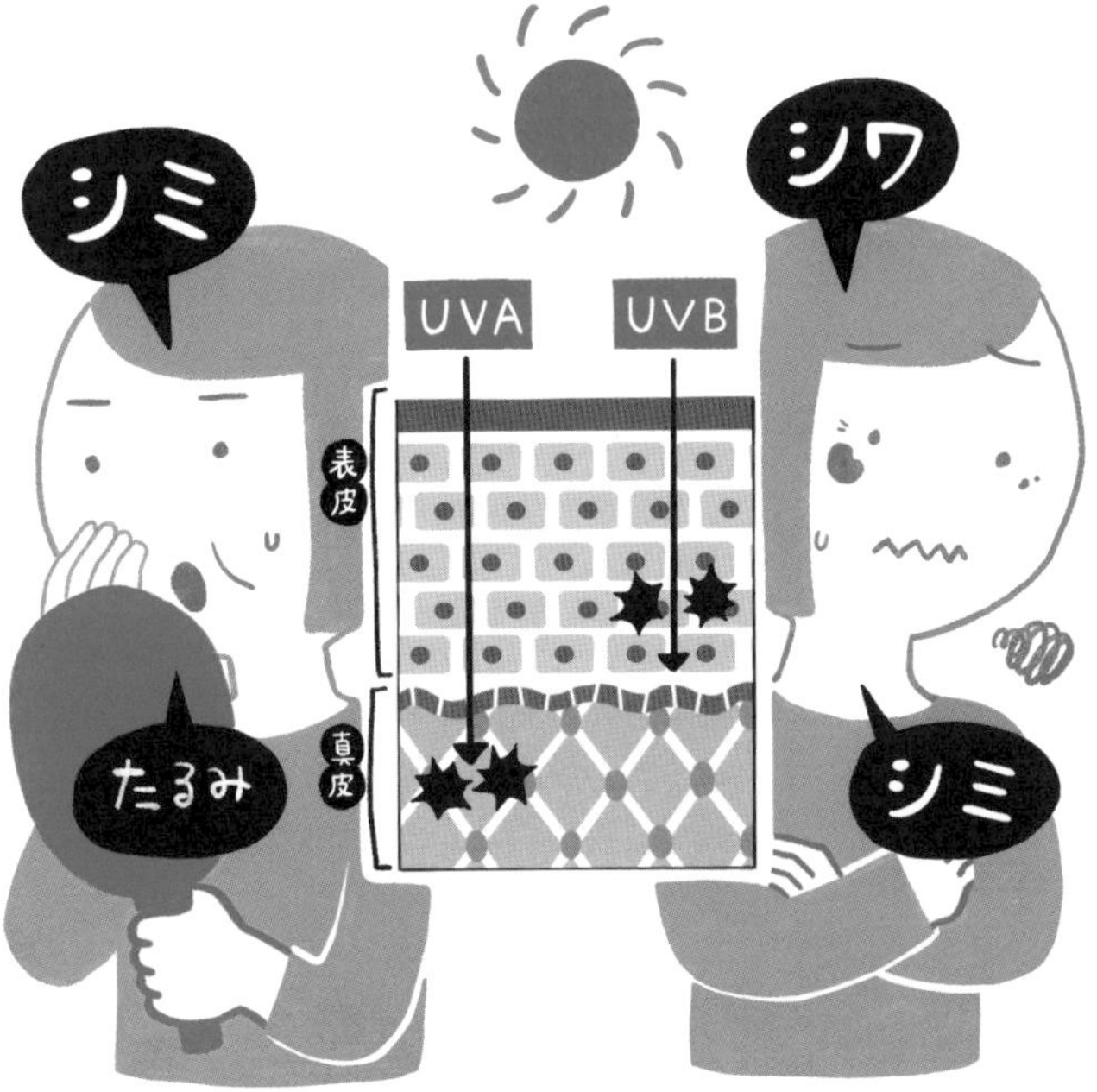

UVAは、真皮にまで届いて、コラーゲンやエラスチンを変性させてたるみやシワを引き起こします。一方、UVBは表皮にダメージを与え、メラノサイトを刺激してシミやソバカスを引き起こします。

いでいます。完全に光老化を防ぐには毎日欠かさず日焼け止めを塗る必要があります。とはいえ、外出しないのに日焼け止めを塗るのは面倒ですよね。その場合は、UVカット機能のあるレースカーテンやガラスシートを活用してみましょう。

太陽光は、老化を引き起こす厄介な存在ですが、一方で体内のビタミンD生成を促したり、体内時計をリセットしたりする大切な存在でもあります。UVケアをしつつ、適度な日光浴も行うようにしましょう。

SKIN CARE

正しい日焼け止めの塗り方「二度塗り」って？

肌の老化を防ぐには、光老化を引き起こす紫外線ダメージをいかに軽減するかにかかっています。紫外線は一年中降り注いでいるため、日焼け止めは毎日塗るのが理想的です。

私は、毎朝洗顔後のスキンケアで、保湿からUVケアまでをセットで行うようにしています。

最近では、マスクをするから日焼け止めは必要ないと考える人もいますが、通常のマスクに紫外線を防ぐ効果はないので、注意してくださいね。

日焼け止めを使う際に気をつけたいのが、塗る量です。じつは塗る量が十分でないと日焼け止め本来の効果は発揮されません。実際のところ多くの人は、塗る量が足りていないのが現状です。とはいえ、一度にたっぷり塗ると白浮きの原因になるため、**二度塗り**がおすすめ。クリームタイプなら**パール粒大（液状タイプなら1円硬貨大）を一度肌に伸ばし、馴染んだら同量をもう一度肌にのせることで自然に仕上がります。**

日焼け止めには、紫外線を吸収し、放出する「吸収剤」タイプと、散乱・反射する「散乱剤」タイプがありますが、白浮きが気になる人は「吸収剤」を。肌が弱い人は、刺激の少ない「散乱剤」がおすすめです。また、日中の塗り直しも大切です。理想は2～3時間おきですが、昼食後に一度塗り直すだけでも効果的。私は化粧崩れが気になるので、パウダーやスプレータイプを愛用中です。

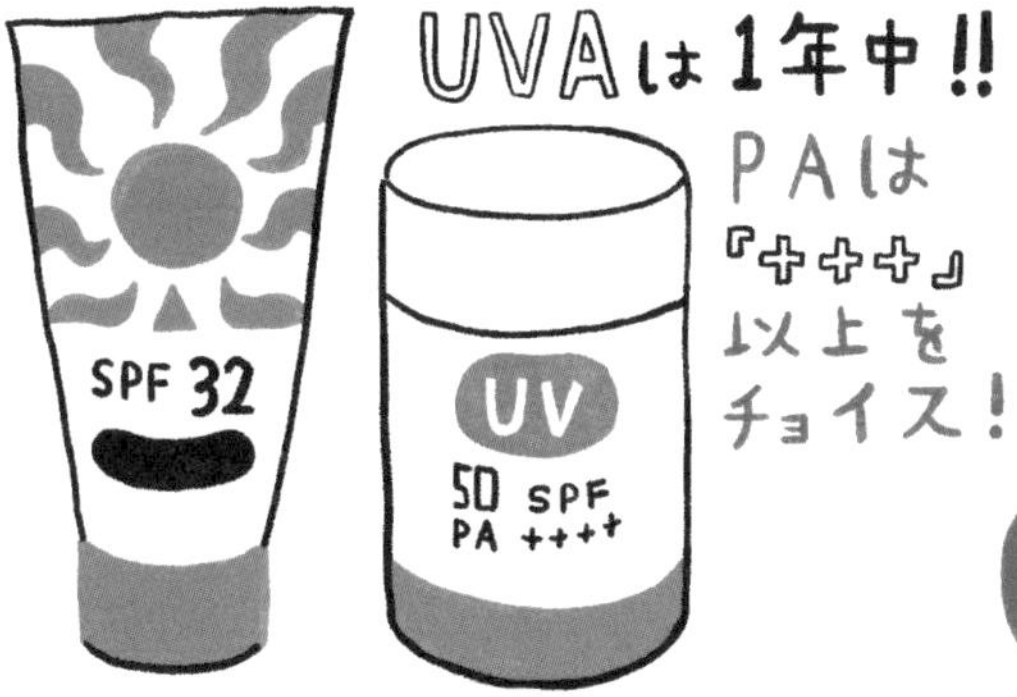

日焼け止めは季節で上手に使い分ける

一年中降り注ぐＵＶＡ対策には「ＰＡ」、夏に多いＵＶＢ対策には「ＳＰＦ」が有効。塗る量は顔全体で、パール粒2個が目安です。

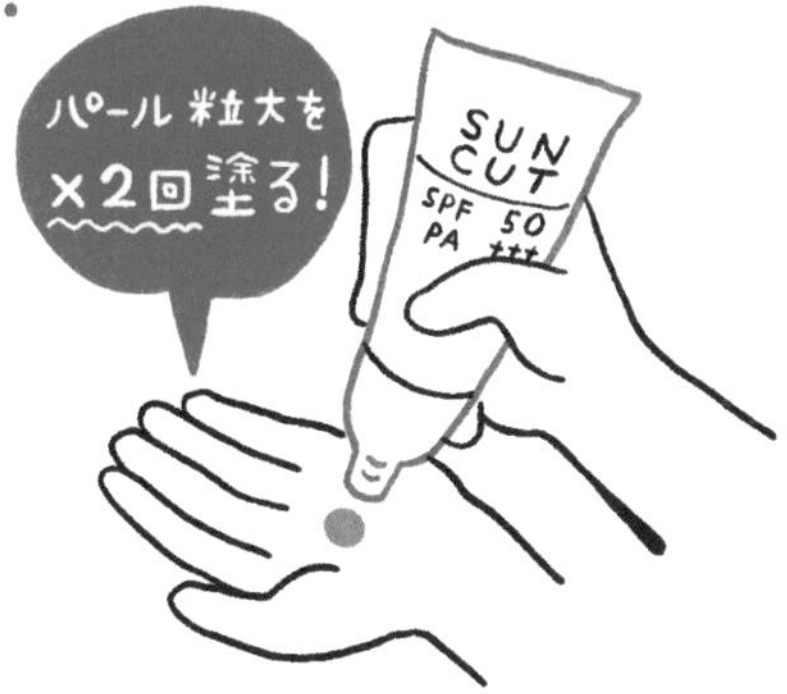

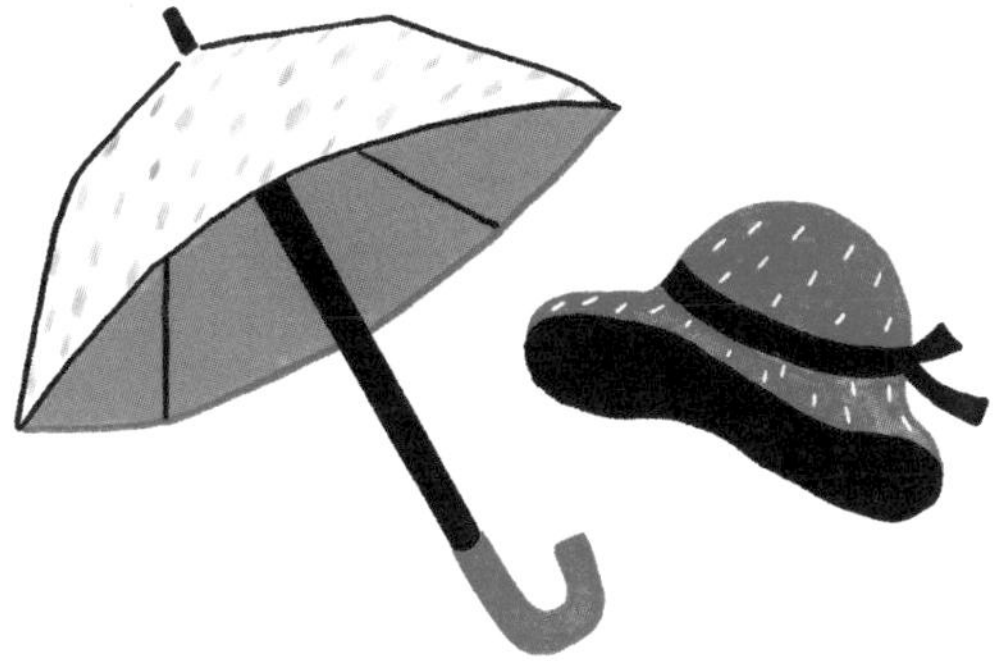

UVケアグッズも活用すること

紫外線の強い日は、日焼け止めのほかに、日傘や帽子も活用しましょう。毛髪や頭皮への紫外線ダメージも予防できます。

紫外線防止効果の指標では、真皮の紫外線ダメージを防ぐ「PA」にも注目してください。肌の弾力を保つ真皮のコラーゲンの寿命は20年ほどで、一度ダメージを受けると簡単には修復されません。**日常使いでも「PA+++」は欲しいところ。**

もし日焼けをした場合は、アフターケアを。日焼けは火傷であり、とくに角質層の水分が不足しますので十分に保湿してください。抗酸化作用のあるビタミンC配合の美容液も有効。ビタミンCの濃度は10%を超えると十分な効果が期待できます。

ビタミンエースで光老化を食い止める！「食べる日焼け止め」

まず注意したいのが、サプリタイプの飲む日焼け止め。抗酸化成分が配合されていることで紫外線ダメージの軽減は期待できますが、塗る日焼け止めの代わりにはなりません。塗る日焼け止めのプラスαとして取り入れるといいでしょう。

紫外線ダメージを軽減するには、**抗酸化作用のあるビタミンC**も有効です。日焼け止めだけでは紫外線を完全に防ぐのは難しいため、体内から抗酸化成分を補うことで防御力が高まります。また、日焼けのアフターケアにも有効です。ビタミンCのほか、**アスタキサンチン**、**ポリフェノール**などの成分に抗酸化作用が期待できます。

そこでおすすめしたいのが「ビタミンACE《エース》サラダ」。**ビタミンACE**とは、抗酸化作用のある**ビタミンA**、**ビタミンC**、**ビタミンE**の総称で、これらを一度に摂れるサラダです。パプリカはビタミンAとC、ブロッコリースプラウトはビタミンC、アボカドにはビタミンEが含まれます。スモークサーモンのアスタキサンチンやブロッコリースプラウトのスルフォラファンも、抗酸化作用があり、UVケアに最適です。

日焼けした場合は、アフターケアとして水分とミネラルの補給が必須になります。全身の日焼けなら普段の1.5倍、着衣での軽い日焼けは1.2倍というように多めの水分補給を心がけましょう。カリウムの摂取も有効です。

食べる日焼け止め！

ビタミンACEサラダ

切った順に盛りつけるだけで
見た目も◎！

ビタミンA＆C
赤パプリカ千切り

ビタミンE
アボカド1/4個を
スライス

ゆで卵
固さはお好みで

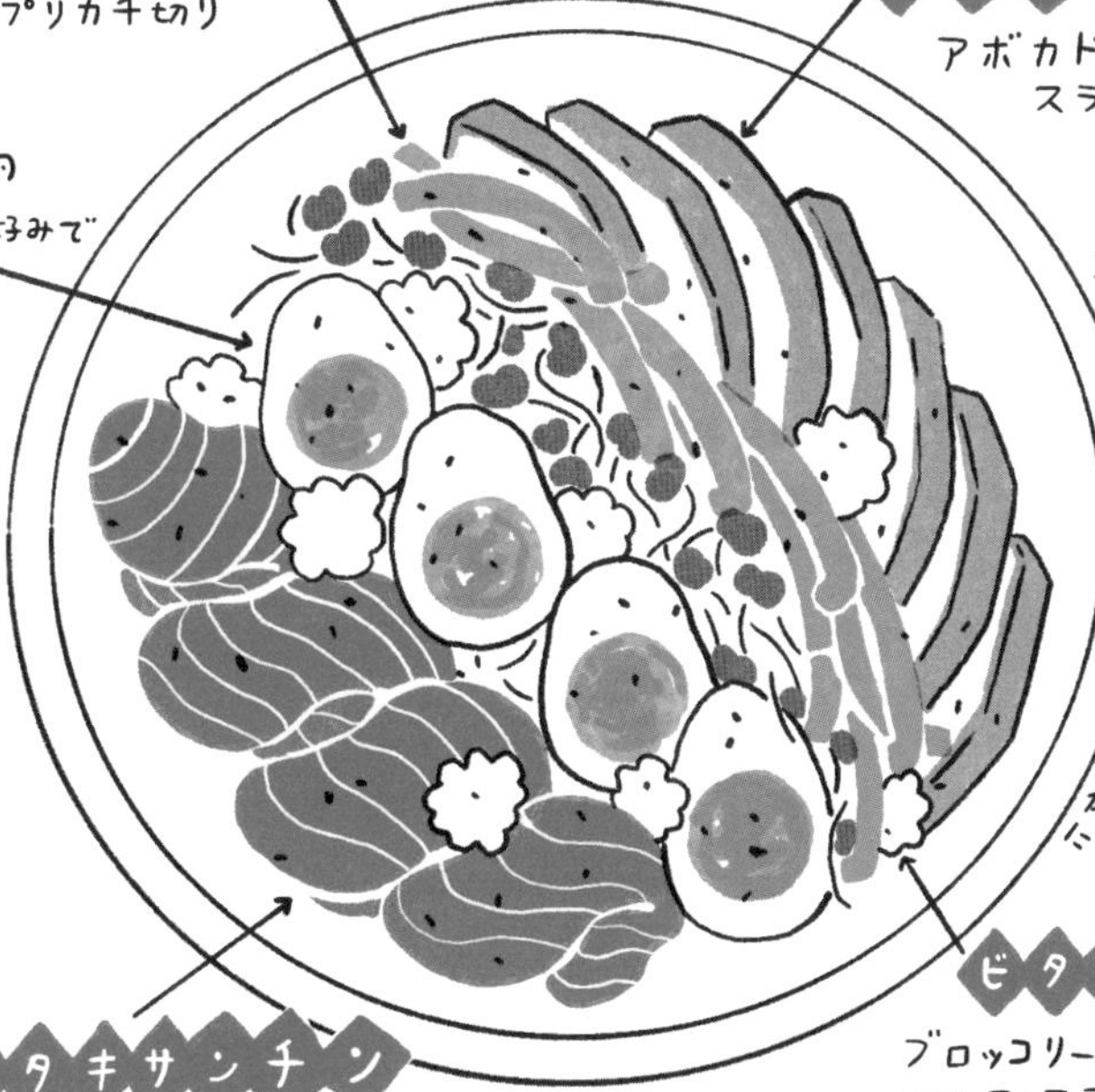

最後にカッテージチーズを全体に

アスタキサンチン
スモークサーモン4切れ

ビタミンC
ブロッコリースプラウト、
スルフォラファンで
抗酸化＆抗糖化！

ドレッシングは…

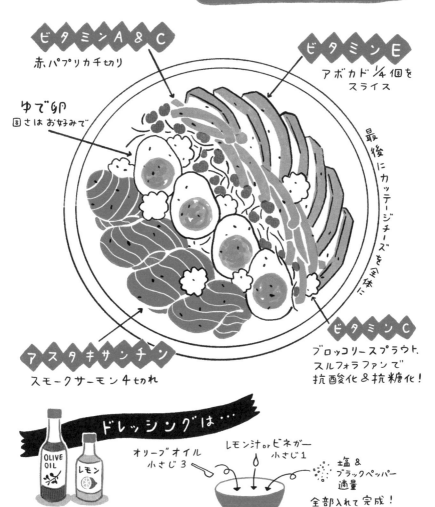

オリーブオイル
小さじ3

レモン汁 or ビネガー
小さじ1

塩＆
ブラックペッパー
適量

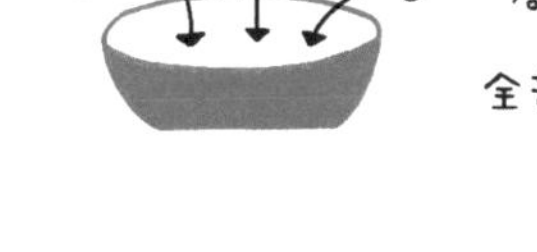

全部入れて完成！

column ①

付けずには外出できないから…
マスクで肌トラブル、どうしたらいい？

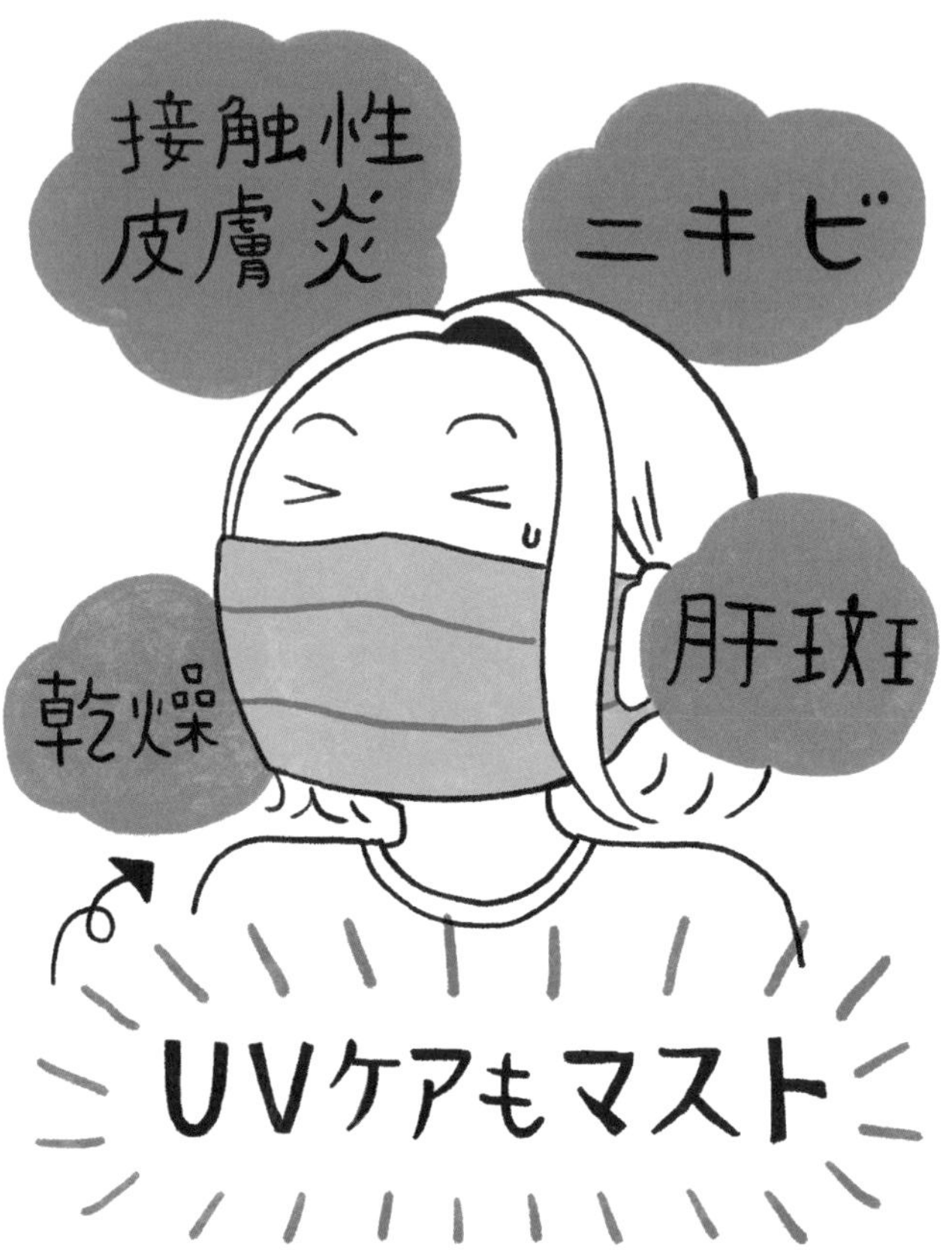
接触性皮膚炎
ニキビ
肝斑
乾燥
UVケアもマスト

マスクによる肌の摩擦は、毛穴をつまらせてニキビを引き起こしたり、炎症を生み出して肝《かん》斑《ぱん》やかぶれを招いたりします。

さらにマスク内の湿度で肌の水分量は一時的に上がりますが、**外した際に水分が一気に蒸発し、かえって肌の乾燥が進む**という現象も起こります。

ですから、できるだけ摩擦の少ない素材を選ぶ、バリア機能を強化するスキンケアを心がける、などのケアを心がけて。

マスクに紫外線遮《しゃ》蔽《へい》効果はないため、UVケアも欠かさずに。

2章

もっと知りたい！日々の肌トラブルおくすり朝ごはん

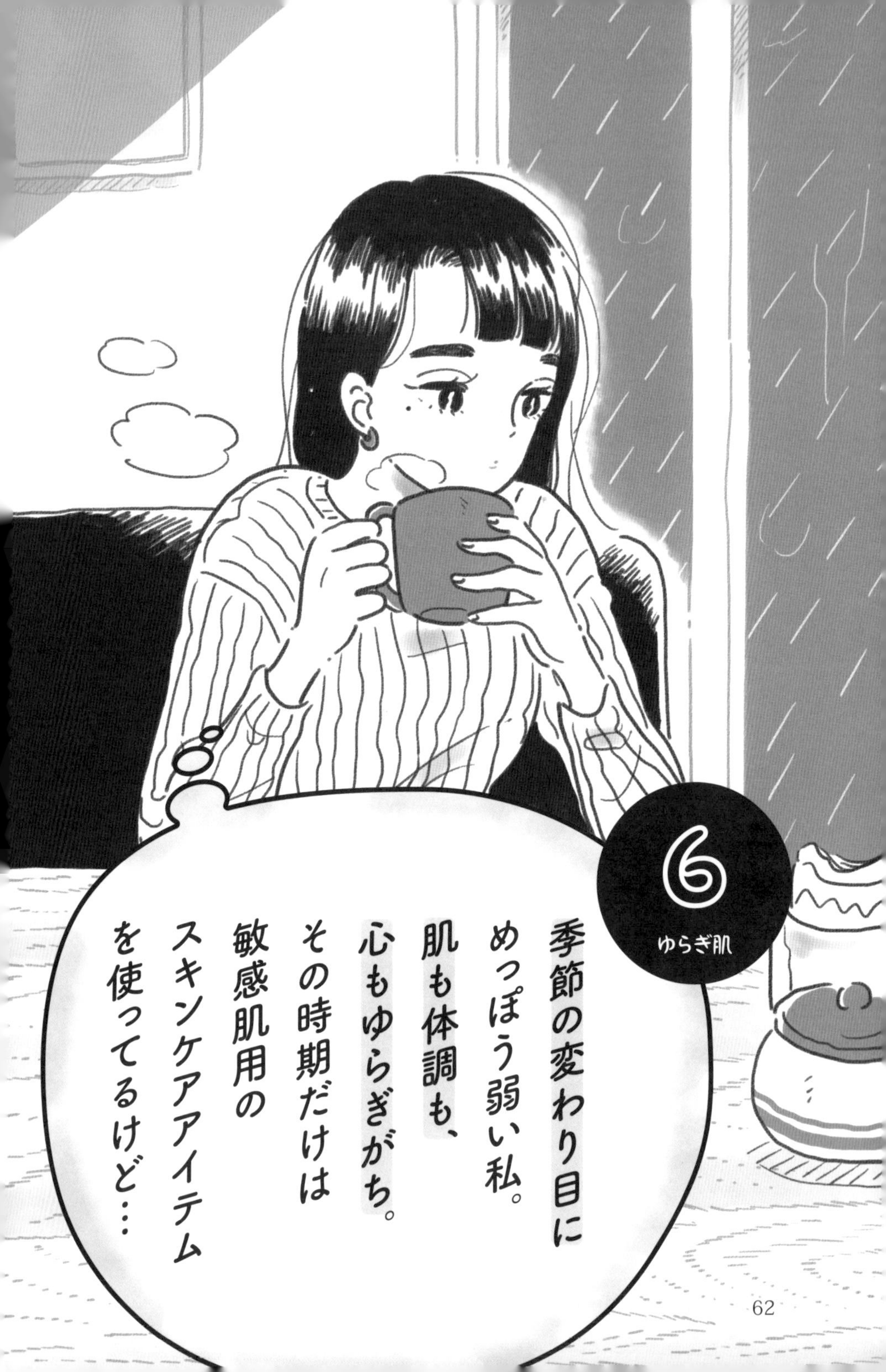
6
ゆらぎ肌
季節の変わり目に
めっぽう弱い私。
肌も体調も、
心もゆらぎがち。
その時期だけは
敏感肌用の
スキンケアアイテム
を使ってるけど…

「ゆらぎ肌」はどうして起こる?

- ゆらぎ肌は、肌を乾燥や刺激から守るバリア機能の働きが低下した状態
- 気温・湿度の変化や紫外線により、季節の変わり目はバリア機能が低下しがち。とくに乾燥する冬は注意
- 春は、冬の間の乾燥ダメージによるバリア機能の低下に花粉の刺激が加わり、炎症が起きることも
- 夏は紫外線やエアコンによる乾燥でバリア機能が低下。秋は夏のダメージによる肌の疲れが原因

SKIN CARE

あなたの使ってるアイテムはどっち？
保湿剤には「2種類」ある

ゆらぎ肌対策の基本は、保湿です。角質層（表皮のもっとも外側の層）を保湿することで、湿度低下による乾燥で弱ったバリア機能を修復できます。しかし、保湿も間違ったやり方では十分な効果が得られません。そこで知っておきたいのが、保湿剤の種類とそれぞれの役割です。

保湿剤は、角質層内の水分や油分を補いつつ、水分の蒸発を防ぐ働きがあります。保湿剤に配合される保湿成分は大きく3種類に分けられます。

1つ目が、水分を角質層内に保持して肌そのものの水分量を高める「ヒューメクタント」成分。

2つ目は、角質細胞の間を満たして皮膚を柔らかくし、肌の質感を高める「エモリエント」成分。

3つ目は、水分の蒸発を防ぎ、角質層内に水分を留めて蓋をする「オクルーシブ」成分です。

それぞれ化粧水や乳液、クリームなどに配合され、保湿力を高めています。肌質ごとに適した製品や使い方は異なりますが、基本的にはヒューメクタントやエモリエントで角質に水分補給して、オクルーシブで蓋をする方法がベストです。油性成分がほとんど配合されていない化粧水だけでは、保湿が不十分な可能性も。保湿の中心的役割は油性成分も配合された乳液やクリームなので、肌質に応じてアイテムを使い分けましょう。

ゆらぎ肌には、バリア機能を修復するセラミドやヘパリン類似物質が配合された保湿剤がおすす

郵便はがき

お手数ですが
切手を
お貼りください

1 5 0 - 8 4 8 2

東京都渋谷区恵比寿4-4-9
えびす大黑ビル
ワニブックス 書籍編集部

お買い求めいただいた本のタイトル

本書をお買い上げいただきまして、誠にありがとうございます。
本アンケートにお答えいただけたら幸いです。
ご返信いただいた方の中から、
抽選で毎月5名様に図書カード(500円分)をプレゼントします。

ご住所 〒 TEL(　　-　　-　　)	
(ふりがな) お名前	
ご職業	年齢　　歳 性別　男・女
いただいたご感想を、新聞広告などに匿名で使用してもよろしいですか?　(はい・いいえ)	

※ご記入いただいた「個人情報」は、許可なく他の目的で使用することはありません
※いただいたご感想は、一部内容を改変させていただく可能性があります。

●この本をどこでお知りになりましたか?(複数回答可)

1.書店で実物を見て　　2.知人にすすめられて
3.テレビで観た(番組名：　　　　　)
4.ラジオで聴いた(番組名：　　　　　)
5.新聞・雑誌の書評や記事(紙・誌名：　　　　　)
6.インターネットで(具体的に：　　　　　)
7.新聞広告(　　　　新聞)　8.その他(　　　　　)

●購入された動機は何ですか?(複数回答可)

1.タイトルにひかれた　　2.テーマに興味をもった
3.装丁・デザインにひかれた　　4.広告や書評にひかれた
5.その他(　　　　　)

●この本で特に良かったページはありますか?

●最近気になる人や話題はありますか?

●この本についてのご意見・ご感想をお書きください。

以上となります。ご協力ありがとうございました。

保湿剤は3つの要素が混ざり合っている

オクルーシブ

角質層内に水分を留めて蓋をする

ワセリンやパラフィン、スクワラン、ラノリン酸など。おもにオイルベースで、ベタつきがあるものが多い。アレルギー反応を起こす場合も。

エモリエント

皮膚を柔らかくし、肌の質感を高める

天然の皮脂と同じ働きがある。オクルーシブ同様、オイルベースのものが多い。コラーゲン、ジメチコン、ホホバオイル、ひまし油など。

ヒューメクタント

水分を角質内に保持し、肌の水分量を高める

おもに化粧水に配合される。グリセリン、尿素、ヒアルロン酸、パンテノール、プロピレングリコール、ハチミツなど。

プラスαのアクティブ成分

化粧品には、上記の3つの保湿成分に加えて、セラミド、ナイアシンアミド、ペプチド、抗酸化成分などが配合されることが多い。セラミドはエモリエントに分類されることもある。

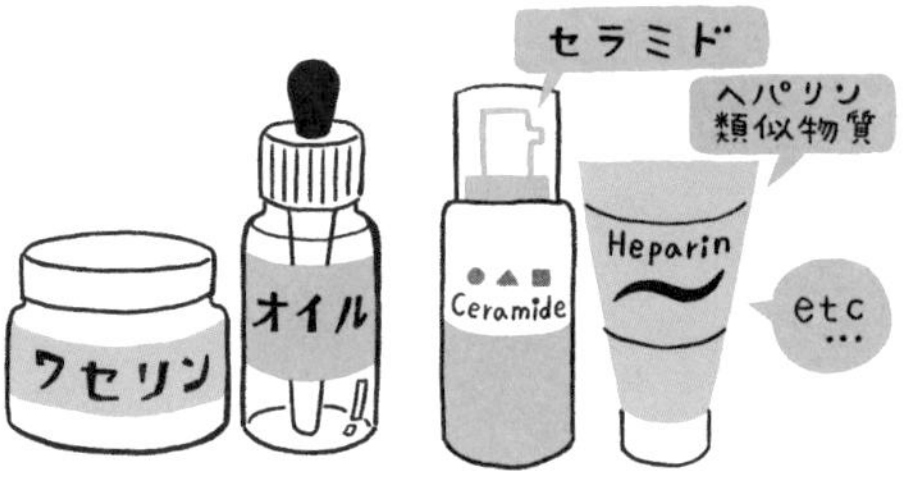

保湿剤の組み合わせは「ヒューメクタントやエモリエントで水分を補給し、オクルーシブで蓋をする」のが基本。あわせて、悩みに適したアクティブ成分も活用しましょう。

めです。

保湿は、朝と夜の洗顔後が基本ですが、日中もこまめに保湿することでバリア機能の強化につながります。メイクの上から保湿できるスプレータイプの化粧水が便利です。

洗顔はバリア機能を壊さないように優しく行うこと。洗い流す際は熱いと感じない程度のぬるま湯で行ってください。室内の加湿も忘れずに。目安は40～60％です。

肌荒れやかゆみが起きた場合は、ステロイドなどの抗炎症薬で炎症を抑えることが先決です。早めに皮膚科を受診しましょう。

LIFE STYLE

バリア機能アップ！肌の水分量を上げる「水の飲み方」

美容法として、水を飲むことを心がけているという人は多いのではないでしょうか。ある研究報告によれば、1日1.5リットルの水を摂ると肌の水分量が上がることがわかっています。

また水分を一定量摂ると、肌のバリア機能を高める効果も期待できます。血流が改善され、肌のターンオーバーが正常に働くように作用してくれるのです。もし、体内に水分が不足してしまうと、血液が滞って肌に血流がうまく届かず、乾燥やくすみを招くことになります。

ですから季節の変わり目で、肌が敏感になっているときは、スキンケアによる保湿と十分な水の補給を心がけてください。

水を飲むと10分後から代謝が2～3割アップし、30キロカロリー消費されるというダイエット効果も。じつは、とっても万能な美容法なのです。

水の摂取は1日1.5リットル以上を推奨しますが、一気に飲むと尿から排出されてしまうため、数時間おきにこまめに飲んでください。朝は目覚めの1杯を欠かさずに。腸を刺激して体を目覚めさせ、自律神経が整います。夏など暑い季節は冷やして飲みたくなりますが、胃腸に負担をかけるので常温か白湯で飲みましょう。

水にレモンやお酢を加えて飲むのもおすすめです。血糖値の上昇を抑えて糖化を防ぐ効果があるほか、紫外線ダメージによる肌の酸化も防いでく冷たい飲み物は胃腸の負担になるため、常温かぬるめの白湯にして飲むようにしましょう。とく夏は要注意。

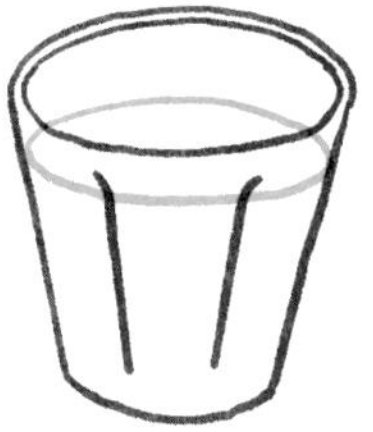

水

お白湯

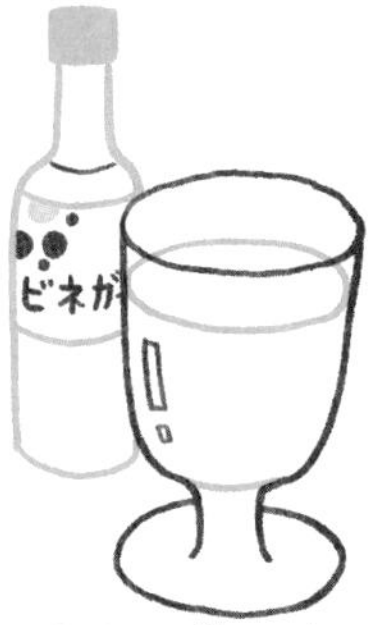

ビネガー水

ビネガーには抗酸化作用があるので、朝のビネガー水が紫外線ケアに。疲労回復にも効果を発揮します。

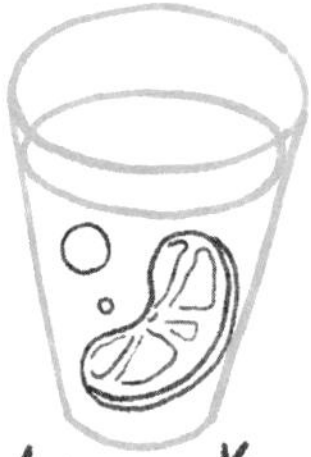

レモン水

レモンスライスやレモン果汁を入れるだけ。朝に飲むことで、日中の紫外線による酸化ダメージを抑制します。

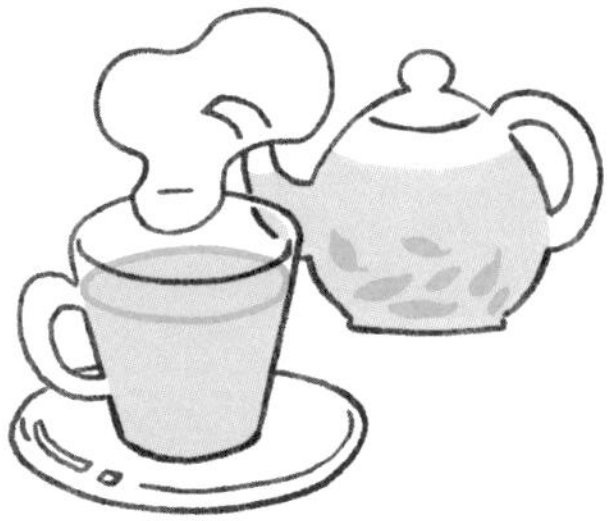

ハーブティー

カモミールやレモングラス、ミントなどのハーブティーは、糖化ケアの効果が期待できるのでぜひ活用を。

れます。レモンは搾りたて以外に、市販のレモン果汁を垂らすだけでも十分効果が期待できます。またハーブティーにも抗酸化・抗糖化作用があるので、朝の1杯に最適です。

朝はコーヒーを飲むのが習慣という方も多いと思いますが、カフェインによる利尿作用で体内の水分が排出されてしまうため、コーヒーとは別にコップ1杯の水を飲むのがおすすめ。

気温の高い夏や運動した日など汗を多くかく日は、いつもより多めに水分を摂るように心がけてください。

BREAKFAST

ゆらぎに負けない！肌体力を上げる、セラミドごはん

肌がゆらいでいるときは、バリア機能が弱っている証拠。スキンケアと合わせて、保湿成分のセラミドを摂ってあげると、体内からもバリア機能の改善をサポートできます。セラミドを効率よく摂取できる食材は、お米やこんにゃくが代表的。

朝食なら、セラミドたっぷりの「鮭おにぎり」がおすすめです。お米は冷やすことで、分解されにくいレジスタントスターチが増え、血糖値が上がりにくくなるので、前の日に炊いたごはんの残りで握ると糖化ケアもできてベターです。

具材の鮭は、肌の水分量をアップさせるタンパク質やオメガ3脂肪酸、そして抗酸化成分のアスタキサンチンを含む万能食材です。スーパーやコンビニで売っている惣菜の焼き鮭を利用すると楽に作れます。

セラミドと亜鉛が同時に摂れる「温玉入りワカメ味噌汁」を付け合わせに加えれば、さらに効果がアップ。

セラミドは、ワカメにも含まれますし、温玉に含まれる亜鉛は代謝を助ける働きがあり、肌のターンオーバーを整えるのにひと役買ってくれます。

鮭おにぎりは、手軽ながら旨味もしっかりあって満足度が高いので、朝食メニューに最適です。お味噌汁のワカメと卵も常備しやすい食材なので、是非実践してみてください。

お米＆ワカメでゆらぎに負けないうるおい肌に！

セラミド朝ごはん

鮭おにぎり

玄米ごはん100gに
ほぐした鮭20gぐらいと
えごま油小さじ1/2、白ごま、
ドライしそ各適量を混ぜておにぎりに！

ドライしそ

大葉5枚を
キッチンペーパーを敷いた
耐熱皿に並べて600Wで
3分チン！手でもんで砕いて
冷蔵庫に。（2～3日で使いきって）

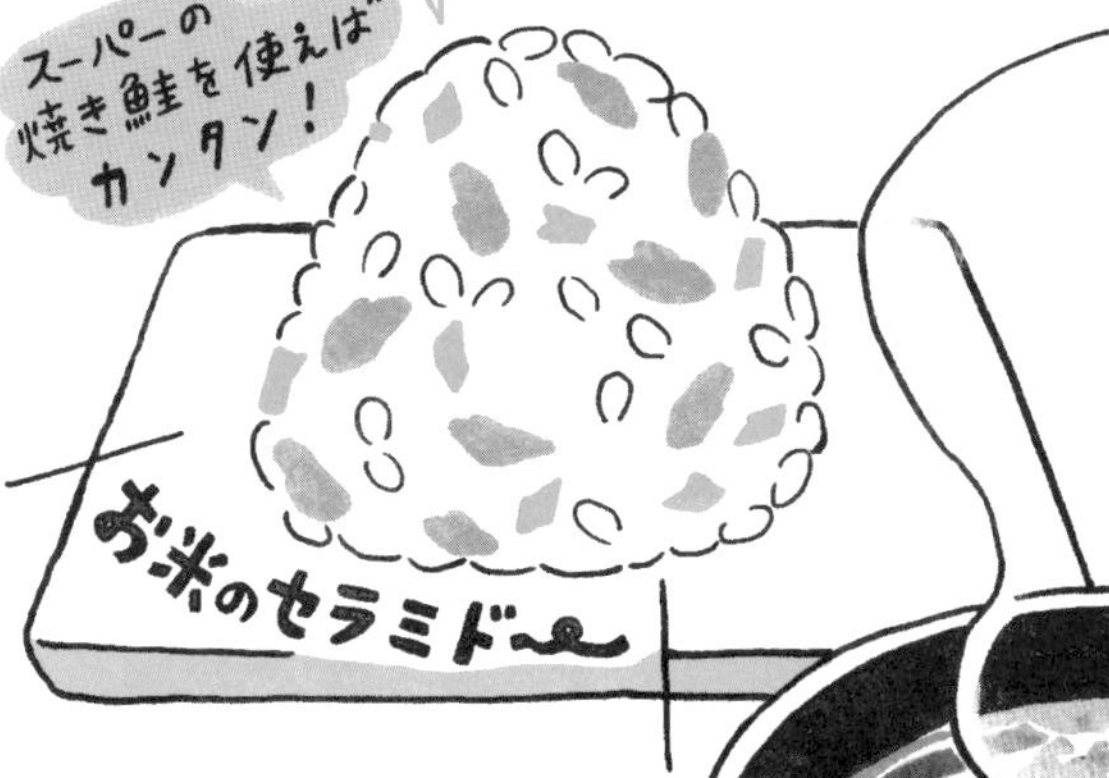

スーパーの焼き鮭を使えばカンタン！
お米のセラミド～

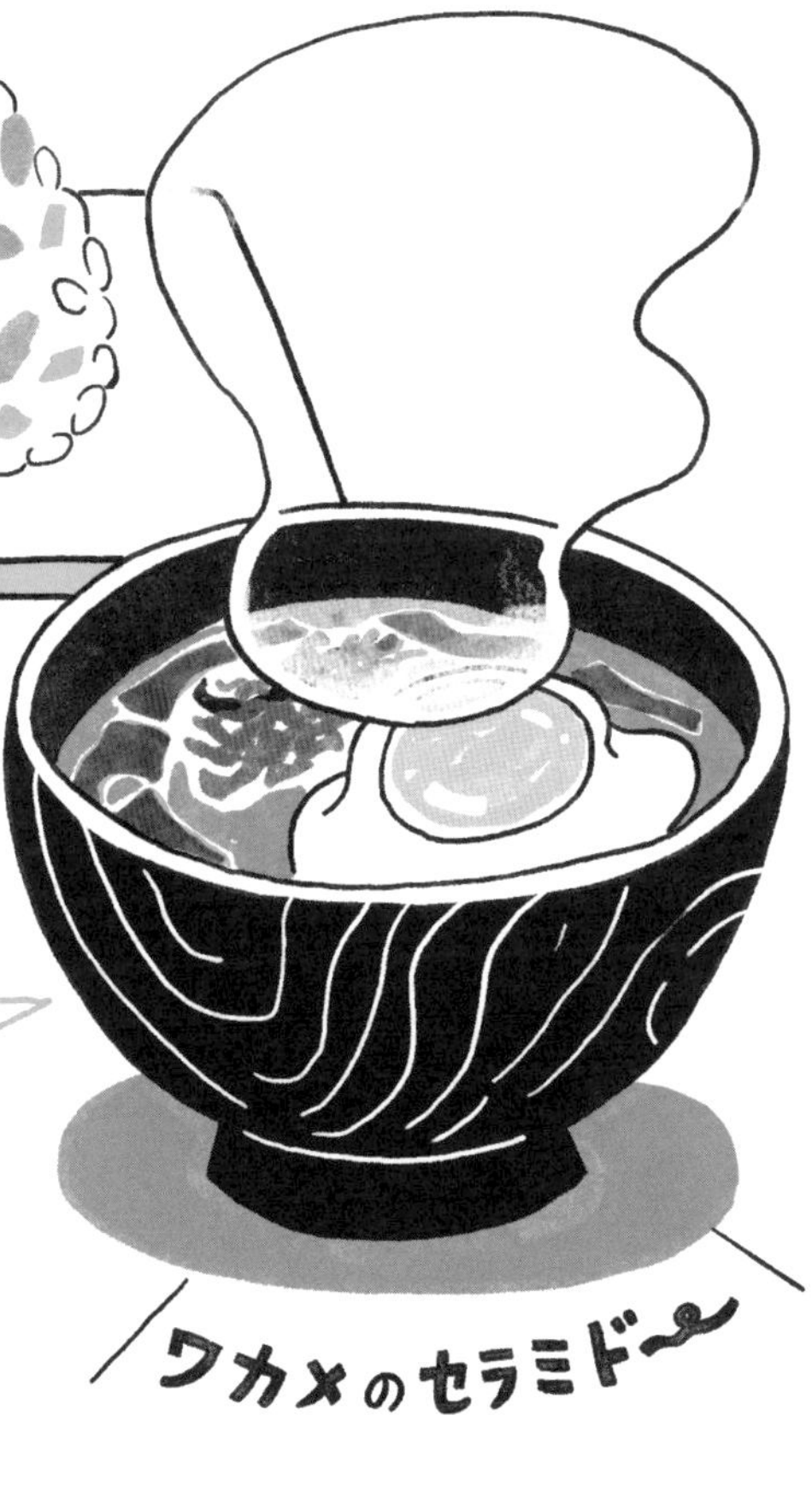

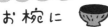

ワカメのセラミド～

お味噌汁

お椀に
- 味噌大さじ1
- ワカメ 小さじ1
- とろとろ昆布ひとつまみ
- 温泉玉子1個

を入れ、熱湯を注いで
やさしく混ぜるだけ！

column 2

スキンケアだけじゃ対処できない その肌荒れ、もしかしてアトピー？

かぶれ

何らかの刺激物質が原因で 炎症が起こり 数日間湿疹やかゆみが続く

接触性皮膚炎ともいい、肌に刺激物質やアレルギー物質が触れることで炎症を引き起こし、かゆみや赤み、腫れなどの湿疹症状を認めます。ひどい場合は、水ぶくれができ、かくと傷口になってジュクジュクした液体が出たり、かさぶたになったりします。化粧品や花粉など、何かしらの物質が原因になります。皮膚科での治療は、炎症を鎮めるステロイド外用薬が処方されます。

長引く肌荒れ。もしかするとニキビではなく、アトピーなどの皮膚炎かもしれません。

湿疹や赤みを引き起こす皮膚炎には、アトピー性皮膚炎やかぶれ、じんましんなど多岐にわたり、それぞれ症状や経過が異なります。

例えば、長引く肌荒れはアトピーの疑いもあるのです。アトピー性皮膚炎は遺伝や環境因子によりバリア機能が弱かったり、アレルギーを引き起こしやすい体質がある人に起こる慢性疾患です。天然保湿因子の一つであるフィラグリンの異常がアトピーの発症に大きく関わってくる

じんましん

**原因がわからないことも!
数時間でおさまり
跡が残らない発作的膨疹**

アレルギー反応や物理的刺激、食物、温熱、寒冷、紫外線、ストレスなどが原因で、皮膚の内側から赤く盛り上がった、跡の残らない移動性の膨疹（ぼうしん）ができるのが特徴。体のいたるところにでき、1 ～2週間でおさまるものと、1ヶ月以上繰り返す慢性のものがあります。治療では原因物質を避ける、ストレスを軽減させるなどが大切ですが、原因がわからないことも多いです。

アトピー

**バリア機能の低下により
慢性的にかゆみや湿疹などの
炎症を起こす皮膚疾患**

遺伝や環境因子によってバリア機能が弱かったり、アレルギーを起こしやすい体質がある人に起こる慢性皮膚疾患。バリア機能の低下でダニやハウスダスト、化学物質、汗、紫外線など様々な刺激に対して敏感になり、炎症を引き起こします。顔や首、わき、手足の内側の関節などにかゆみや湿疹が起こり、ひっかくとジュクジュクします。再発を繰り返して慢性化しやすいのが特徴。皮膚科での治療は、ステロイド剤や保湿剤が処方されます。大人になって発症することも多々あります。

ことがわかっています。

アトピーの治療には「ステロイド剤による炎症の鎮静」「刺激物質の回避」「保湿によるバリア機能の強化」の3点がポイントになります。

ステロイド治療については最後に触れますが、セルフケアで注意したいのが保湿の方法です。ある調査で日本人の95％は保湿剤を誤って使用しているという報告もあります。正しく使わなければ、保湿剤本来の効果を得ることはできません。

ポイントは、「量」「回数」「期間」。じつは塗る量が足りていない人がほとんど。目安は顔で

column ②

その量じゃ少なすぎるかも！ 保湿剤には適量があるのです

1FTU（フィンガーティップユニット）とは、チューブ軟膏の場合、人差し指の先端から第一関節まで出した量のこと。約0.5gに相当し、成人の手のひら2枚分の面積を網羅します（ビンの場合はこの半量）。

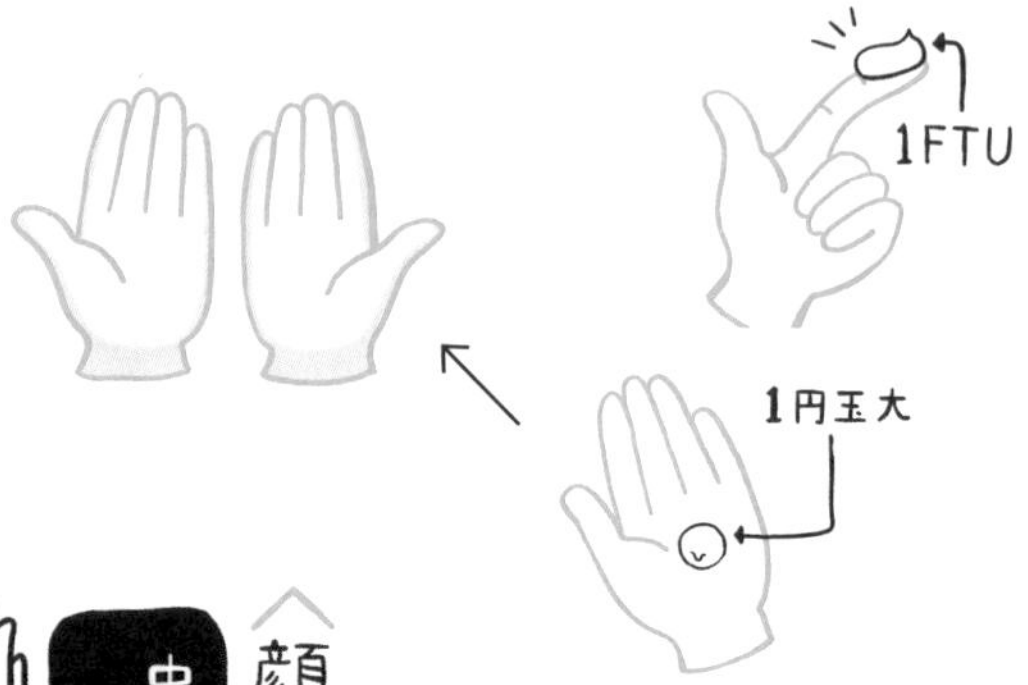

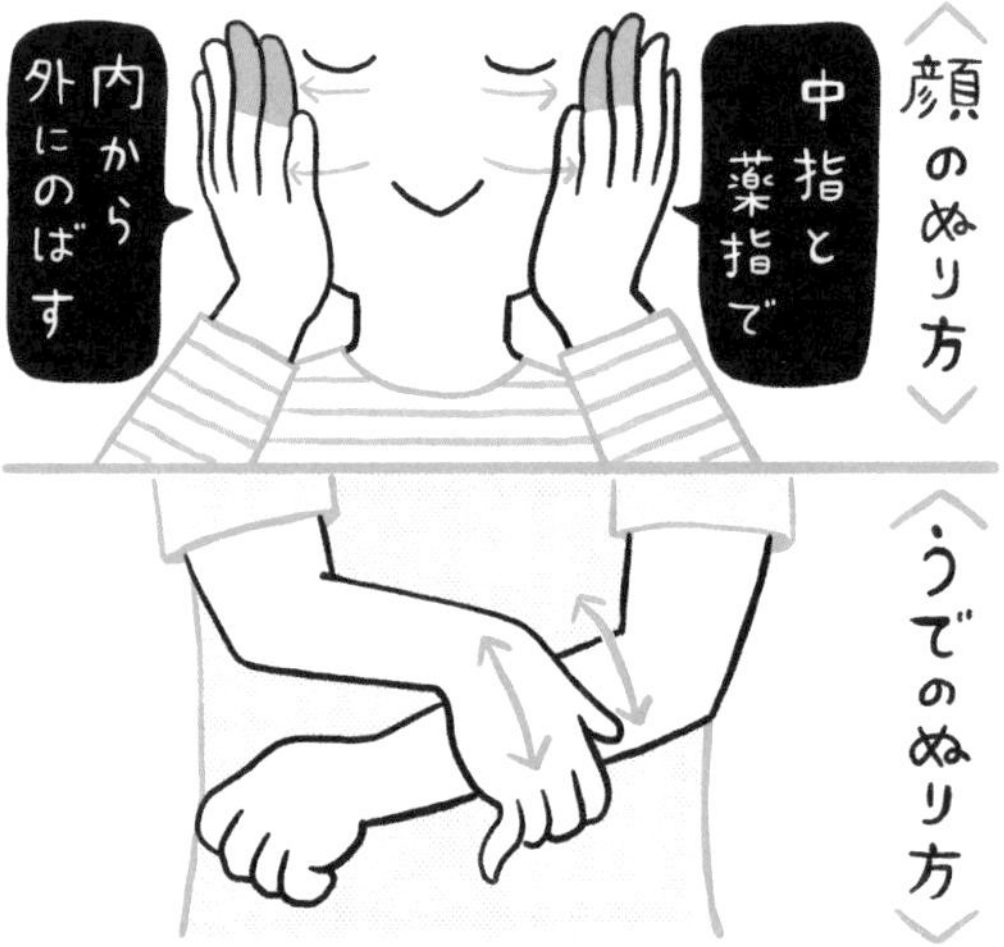

保湿剤は、皮膚のシワに沿って塗るのがポイント。顔は中指と薬指で内側から外側へ向けてサッと塗ります。腕は手で包み込むようにしてねじりながら塗るのがコツです。

2.5FTU、片腕で3FTUです。FTUについては上記を参照してください。

また、保湿剤を初めて塗る場合は、より多めに塗ること。肌にティッシュがへばりつく程度まで潤えば十分です。

回数は、入浴後と朝の1日2回。症状がおさまっても1週間は続けることが大切です。

バリア機能の低下は、皮膚の乾燥や睡眠不足、免疫力の低下も関わっているため、腸内環境を改善することも有効です。食物繊維や発酵食品を積極的に摂る、糖質の摂りすぎを控える、などを心がけましょう。

改善してすぐ止めないで！
ステロイドの適切な使い方

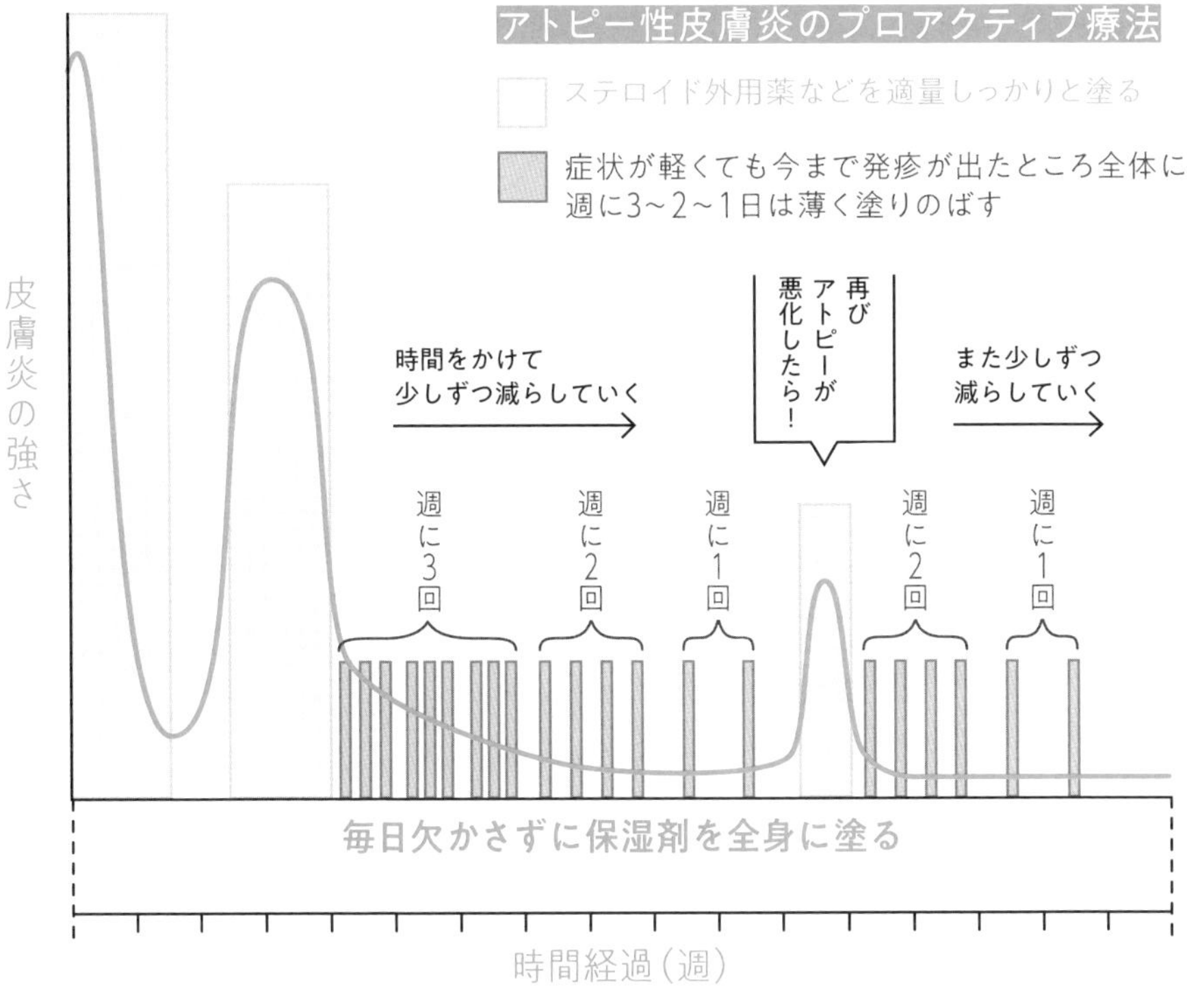
アトピー性皮膚炎のプロアクティブ療法
ステロイド外用薬などを適量しっかりと塗る
症状が軽くても今まで発疹が出たところ全体に。週に3～2～1日は薄く塗りのばす
皮膚炎の強さ
時間をかけて少しずつ減らしていく
再びアトピーが悪化したら！
また少しずつ減らしていく
週に3回
週に2回
週に1回
週に2回
週に1回
毎日欠かさずに保湿剤を全身に塗る
時間経過（週）

またアトピー性皮膚炎の治療法のひとつとしてお伝えしたいのが「プロアクティブ療法」です。炎症が悪化した時にだけステロイド外用薬を塗る従来の「リアクティブ療法」は、再発を繰り返しがちでした。

一方、プロアクティブ療法は炎症鎮静後もステロイド外用薬を継続し、減薬しながら最終的にはスキンケアによる保湿のみで寛解（症状が完全に出なくなる状態）を目指す理想的な治療法です。希望する場合は医師に相談してみてください。

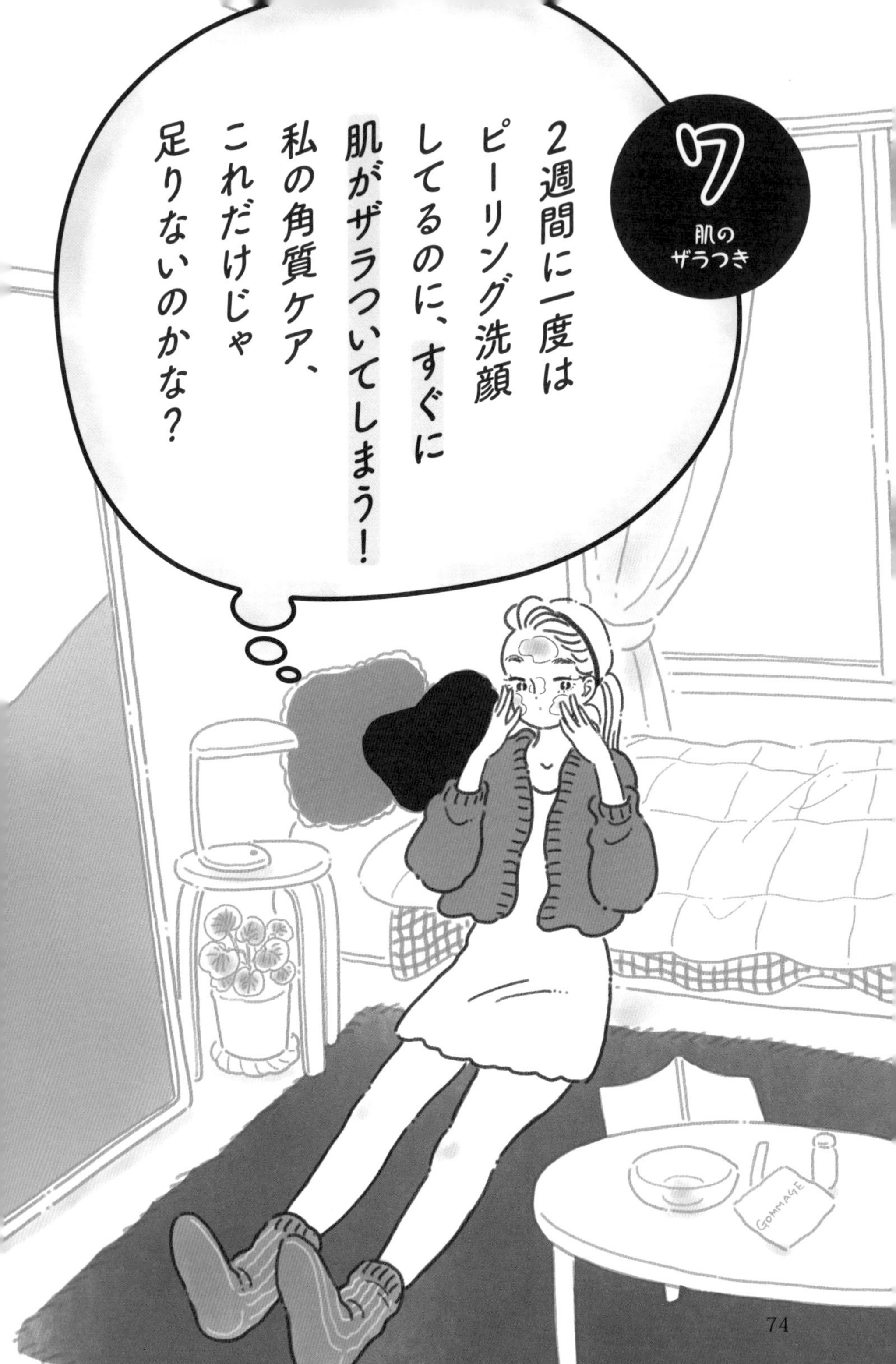
7
肌のザラつき
2週間に一度はピーリング洗顔してるのに、すぐに肌がザラついてしまう！
私の角質ケア、これだけじゃ足りないのかな？
GOMMAGE

「肌のザラつき」はどうして起こる？

- 「肌の乾燥」や「ターンオーバーの乱れ」で角質層が分厚くなって、ザラつきを感じる
- 角質が厚くなると毛穴が詰まり、コメドができてザラつきの原因になる場合も
- 「やりすぎない」角質ケアが有効

SKIN CARE

「肌のザラつき」解消のカギは賢い「角質ケア」！

最近、ドラッグストアなどでもよく見かけるようになった「ピーリング化粧品」。実際に使ったことがある人も多いかもしれません。

そもそもピーリングとはどんな効果を期待して行うものかご存知でしょうか。

一般的にピーリングは、グリコール酸やサリチル酸といった酸性の液剤を肌につけることで角質をはがし、わざと創傷治癒の現象を起こして肌の新陳代謝を促すもの。角質を剥がすことで毛穴のつまりによるコメドやニキビの改善が期待できるのです。他にもターンオーバーが促されることでメラニンが排泄されて、シミやくすみの改善や、コラーゲンやエラスチンといった真皮の線維成分の産生が促され、ハリや小ジワ、毛穴の改善効果も期待できます。

ただし、論文でそれらの効果が報告されているのは、皮膚科で行う、いわゆる「ケミカルピーリング」のような、ピーリング剤の濃度が10％を超す、ある程度高いものを使う場合です。

基本的にピーリング剤はそのpHや濃度、塗布する時間などによって効果が大きく変わってきます。そしてpHが低く、濃度が高く、塗布する時間が長いほど刺激や炎症後色素沈着などの副作用のリスクは上がります。そのため、日本のピーリング化粧品の場合、安全性を考慮して配合できる濃度が厳密に管理されており、配合濃度はかなり低いの

セルフ？ クリニック？ ピーリングの違い

1
どうやって行うの？

〈ホームケア〉
●リーブオン（つけっぱなし）タイプ→化粧水・美容液など
●洗い流すタイプ→洗顔料

〈クリニック〉
液剤を塗布してから一定の時間をおいた後に中和し、洗浄する

2
どんな効果がある？

〈ホームケア〉
●角質を融解することによる毛穴改善効果
●キメやテクスチャーの改善（ブライトニング効果）

〈クリニック〉
ホームケアアイテムの効果に加えて
●ニキビ（炎症性・非炎症性）、小ジワの改善
●シミ（小型の老人性色素斑・肝斑・雀卵斑・炎症後色素沈着）の改善

3
副作用注意点は？

〈ホームケア〉
●やりすぎない（メーカーの推奨使用法を守る）
●レチノイドやビタミンCなどの併用によって刺激感などが増す可能性あり

〈クリニック〉
●アフターケアとして遮光（ＵＶケア）必須
●施術後、刺激感や浮腫、赤みなどはホームケアよりも出やすい
●ディフェリンやトレチノインなどのレチノイドを使用している場合は前後使用を控えた方が良い

が現状です。そのため、本来のピーリング成分の効果がどれほど発揮できるかは残念ながら不明です。基本的には、肌の悩みに応じて効果的な濃度を、適切な頻度や時間で行うことのできる、皮膚科でのケミカルピーリングがおすすめです。

そもそも角質はターンオーバーによって自然に剥がれるものなので、目的もなく漫然と誤った使い方をしていると、過剰な角質除去によってバリア機能を低下させて肌トラブルにつながる可能性もあります。ピーリングは適材適所で使用するようにしましょう。

SKIN CARE

ゴワゴワかかとを赤ちゃんみたいなツルピカかかとに

ちょっとケアをサボると、すぐにガサガサしてしまうかかとの皮。乾燥で白く粉を吹いて、ひどい場合はひび割れしてしまうことも……。

かかとは、体の中で一番体重がかかる部位なので、負担から守るために、ほかの皮膚と比べて角質が分厚くなっています。かかとが乾燥すると、必要以上に硬くなったり、ゴワゴワしたりするのはそのため。乾燥や摩擦などで、かかとの角質のバリア機能が低下し、さらに乾燥が進むという悪循環が起こると、角質が硬化して、ひどい場合はひび割れが起こってしまいます。かかとでは滅多に起こりませんが、乾燥などでひび割れが真皮まで到達すると、知覚を担う神経があるため、手などでは痛みを感じる場合もあります。

かかとの分厚くなった角質を取り除くため、酸（サリチル酸、グリコール酸など）で角質を溶かすフットピーリングなどが市販されていますが、必要な角質まで無理にはがしてしまうと、バリア機能が破壊されて、乾燥やごわつきを悪化させてしまうことに。火傷のようにただれたという報告もあり、あまりおすすめできません。

ゴワゴワかかとのケアは、**分厚くなった角質をヤスリで削ってから、保湿するのがベスト**。このとき、硬くなった角質を一度に削り取ろうとせず、少しずつ削って角質を保湿で柔らかくしていく、というケアを地道に繰り返して。**削る頻度は、多**

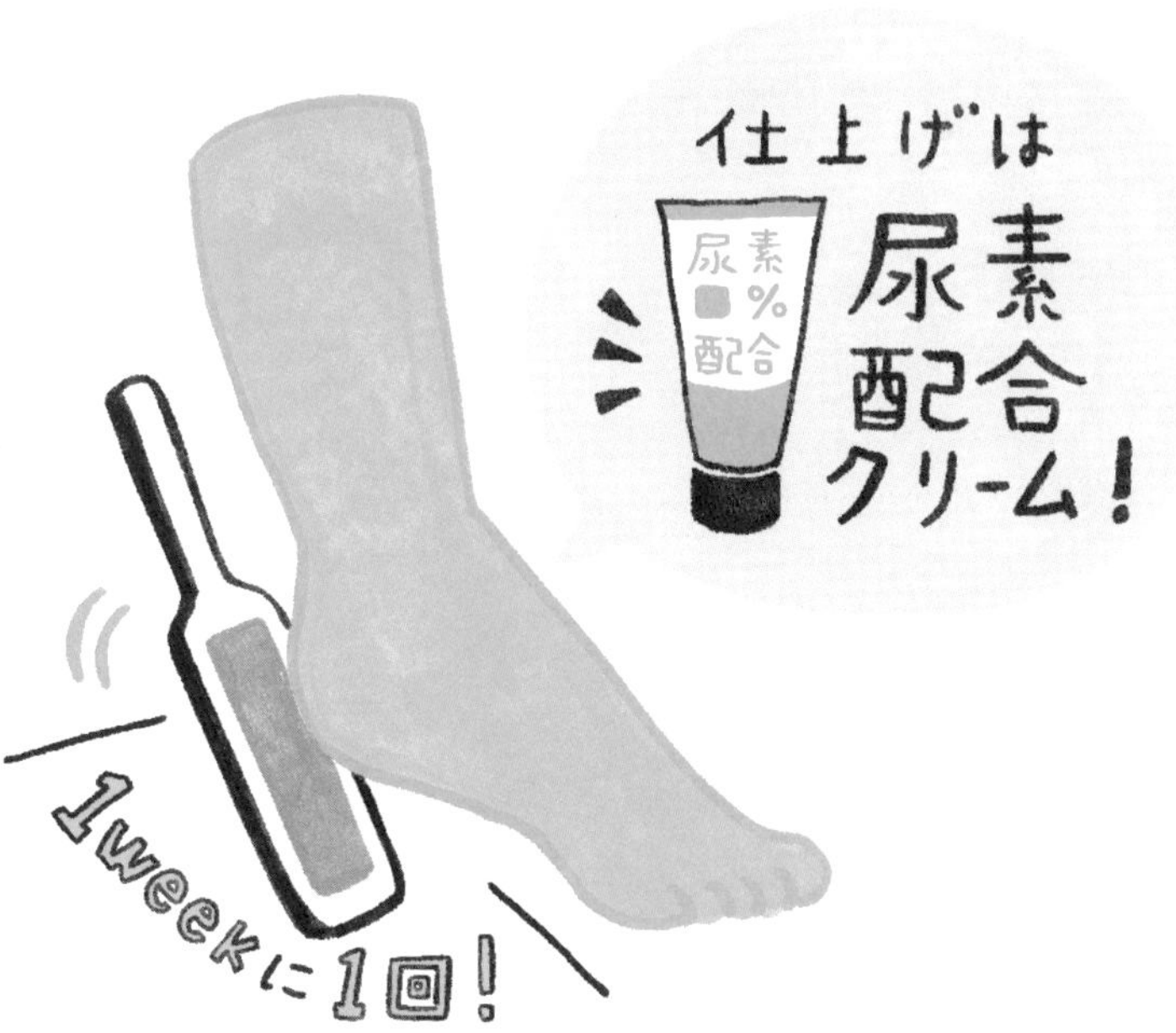
仕上げは
尿素
■%
配合
尿素配合クリーム！
1weekに1回！

かかとの分厚くなった角質は、一度に取り除こうとせず、地道にケアすることがポイント。１週間に１回程度、角質の硬い部分をヤスリで少しずつ削り、尿素配合クリームで保湿して柔らかくするケアを繰り返しましょう。


くても3日に1回、通常なら1週間に1回が目安です。

保湿剤は、角質を溶解して柔らかくする尿素（ケラチナミン）配合のクリームが有効です。市販の製品でも、10％配合のマイルドなものから医薬品と同じ20％配合のものまで選ぶことができます。刺激を感じやすい人は、マイルドなものから試すようにしてください。

かかとの角質がものすごく分厚くなっている場合は、皮膚科でサリチル酸ワセリンを処方してもらうのも有効です。

地道なケアこそ、ツルツルかかとへの最短距離です！

BREAKFAST

角質ケアには、ターンオーバーを整える朝ごはん処方が万能

ターンオーバーを整えるため、スキンケアではビタミンA（レチノイド）の補給を推奨していま す。あわせて食事面からも、ビタミンAを補給すると より効果が期待できます。

ビタミンAは、にんじん、かぼちゃなどの緑黄色野菜のほか、卵にも豊富です。

そこで朝食にぴったりなのが、「チーズがとろけるホットチキンサラダ」。レンジでチンするだけなので、忙しい朝でも手軽に作れます。

にんじんや小松菜、かぼちゃ、ブロッコリーなど緑黄色野菜がたっぷり入っていて、ビタミンAをしっかり補給できるのが魅力。ビタミンAは脂溶性ビタミンなので、オリーブオイルを加えることで吸収がスムーズになります。サラダチキンをちぎって入れれば、肌を潤すタンパク質の補給も。ただし、コメドによるザラつきは余分な皮脂と古い角質が毛穴につまることで起こるため、油分の摂りすぎは控えてください。オリーブオイルやとろけるチーズは、適量を心がけましょう。

共に食べるパンは、GI値の低いライ麦パンをチョイスすると糖化ケアにもなります。

乾燥によるザラつきの場合は、セラミドの補給が有効ですので、米やこんにゃくを積極的に食べましょう。朝食には、米麹でできた甘酒がおすすめ。ヨーグルトと混ぜて食べれば、タンパク質も同時に摂ることができます。

＼ビタミンA豊富な野菜がせいぞろい～！／

チーズとろけるホットチキンサラダ

材料

Ⓐ
- かぼちゃ　くし形スライス
- にんじん　輪切り
- ブロッコリー・しめじ　小房に分ける
- 小松菜　4cm幅にカット

お好みの量を用意

- サラダチキン 50g
- とろけるチーズ 適量
- オリーブオイル 適量

① Aを耐熱皿に盛ってオリーブオイルをまわしかけ、ラップをふんわりかけて600W 4分チン！

加熱時間は火の通りを見ながら調整を

Lékué ルクエがあると便利

② 食べやすい大きさに裂いたサラダチキン、とろけるチーズをのせてさらに600W 1分チン！

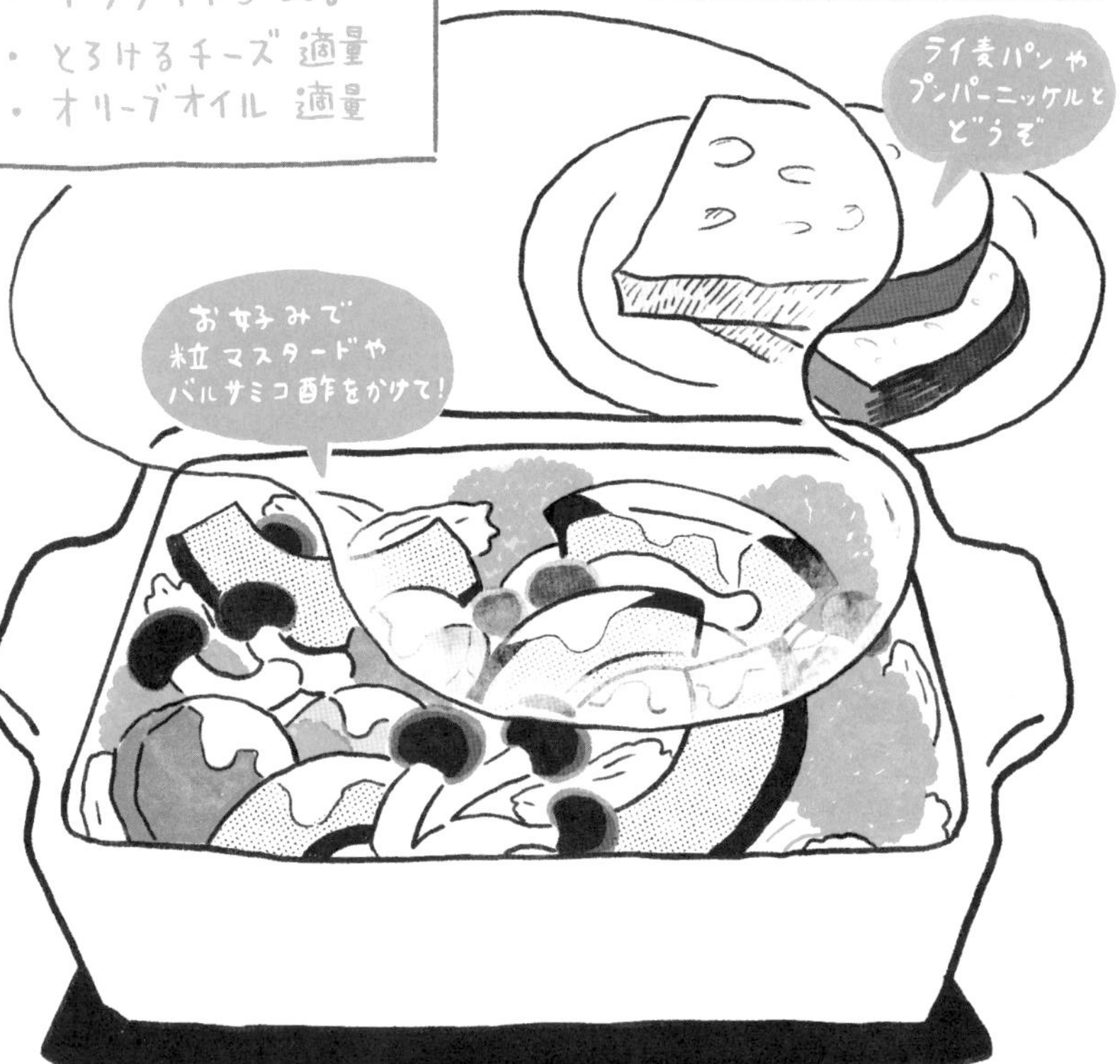
ライ麦パンやプンパーニッケルとどうぞ
お好みで粒マスタードやバルサミコ酢をかけて！

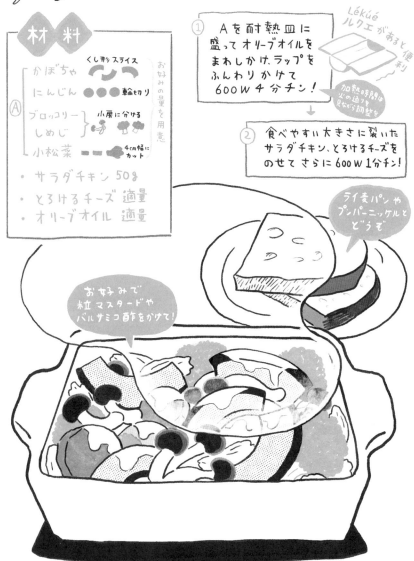

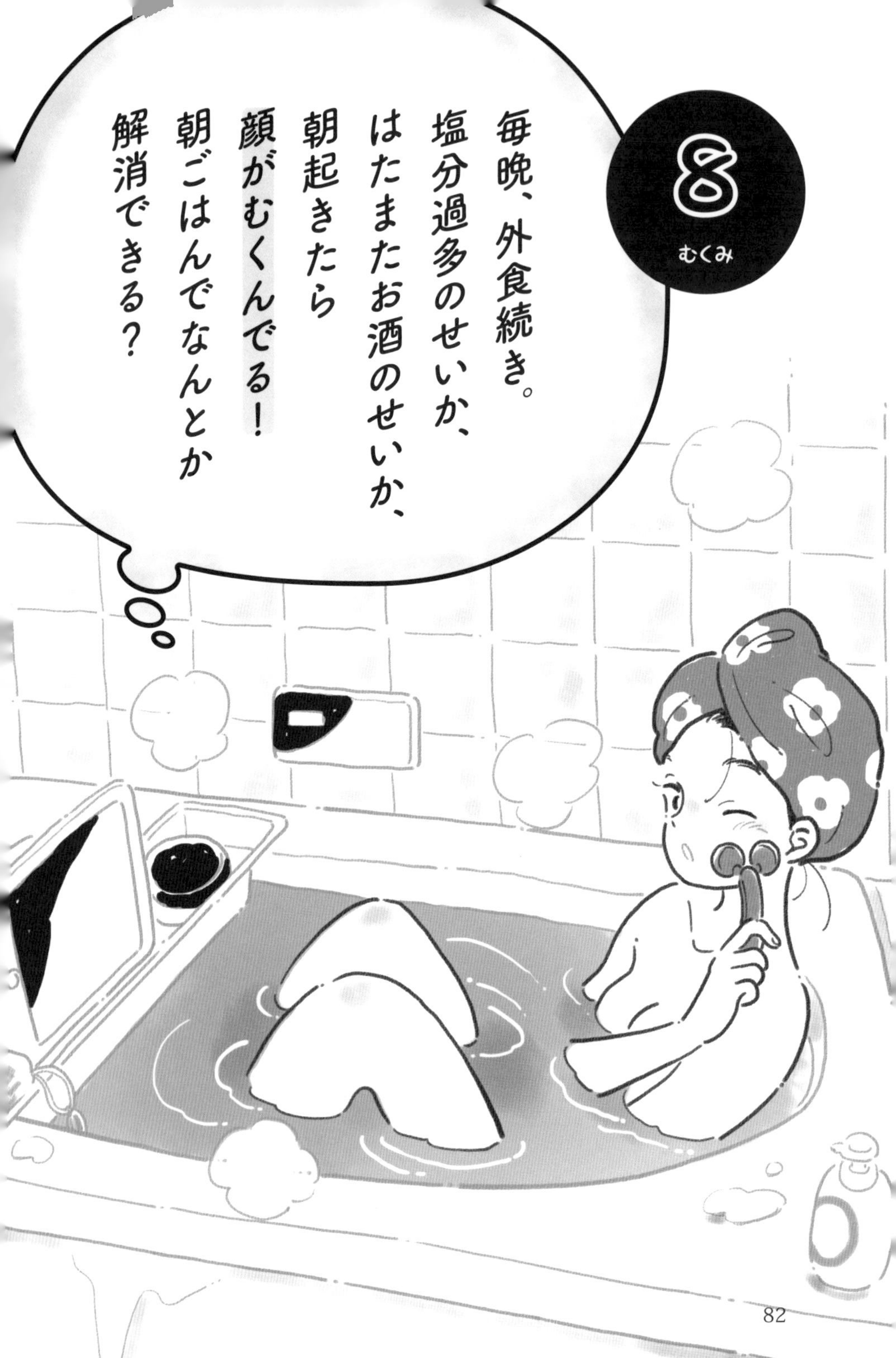
8
むくみ
毎晩、外食続き。
塩分過多のせいか、
はたまたお酒のせいか、
朝起きたら
顔がむくんでる！
朝ごはんでなんとか
解消できる？

「むくみ」はどうして起こる？

- アルコールの作用だけではなく、外食による塩分の摂りすぎも原因に
- 塩分を摂ると体内の塩分濃度のバランスを保とうと、細胞の内外に水分を溜め込み、水分がうまく排出されなくなる
- 血流やリンパの流れを促す筋肉が不足すると体のめぐりが滞ってむくみやすい体質に

SKIN CARE

リンパ&頭皮マッサージですっきりフェイスラインを取り戻す

むくみの改善に有効なリンパマッサージ。皮膚の下やリンパ管に溜まった余分な老廃物を流してあげるセルフケアです。

リンパ液というのは、血液に流すべきではない全身の不要な水分や老廃物を回収して静脈へ流す役割を担っています。ですからむくみの改善には血管だけでなく、リンパ管の流れも促す必要があります。ところがリンパ管には、血液を送り出す心臓のようなポンプ機能が存在しません。その代わり、筋肉の収縮弛緩や呼吸による圧力の変化などに頼って循環しています。

リンパ管は体の外からのマッサージでも流れを促すことができます。塩分を摂りすぎてむくんだ朝は、水分をしっかり摂って血液の流れを促しつつ、リンパマッサージで体内の循環を高めてあげましょう。

マッサージをする際は、リンパ液を〝関所〟であるリンパ節へ流すイメージで行うことがポイント。リンパ節はリンパ液を回収して静脈へ流す駅のような存在で全身に分布していて、とくに耳の下や足の付け根に集中しています。

顔のむくみをとりたい場合は、リンパの流れに沿って顔を優しく撫でた後、耳たぶの下にあるリンパ節に集め、首の左右を支える胸鎖乳突筋に沿って鎖骨へ流すイメージで行ってください。とくに、フェイスラインや頸部リンパ節を意識して流

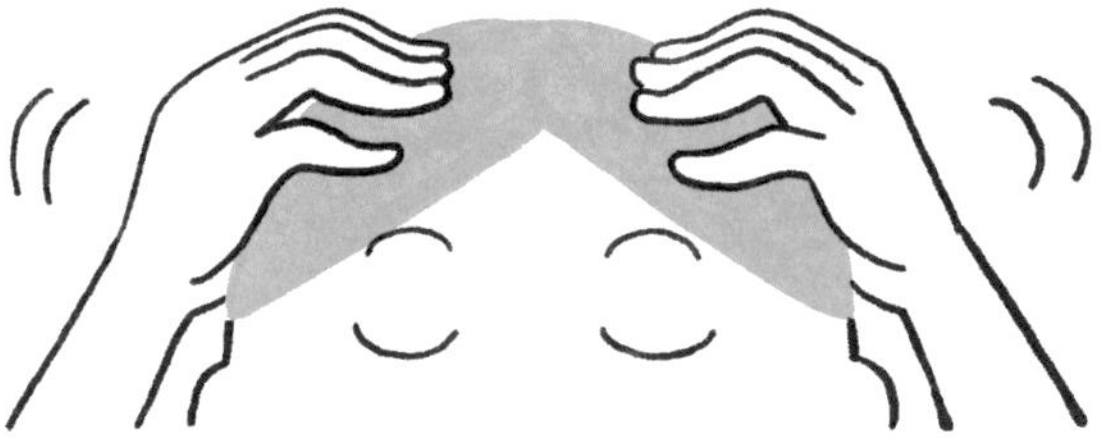

頭皮マッサージで血行を促進!

両手のひらで側頭部のこめかみをしっかり押さえて、挟み込みながら上へ上げるようにしてマッサージします。

顔から流したリンパは耳後ろのリンパ節へ

顔をマッサージしたら、フェイスラインを通ってそのまま耳たぶの下にあるリンパ節に流すイメージで軽く刺激します。強く押すのはＮＧ。

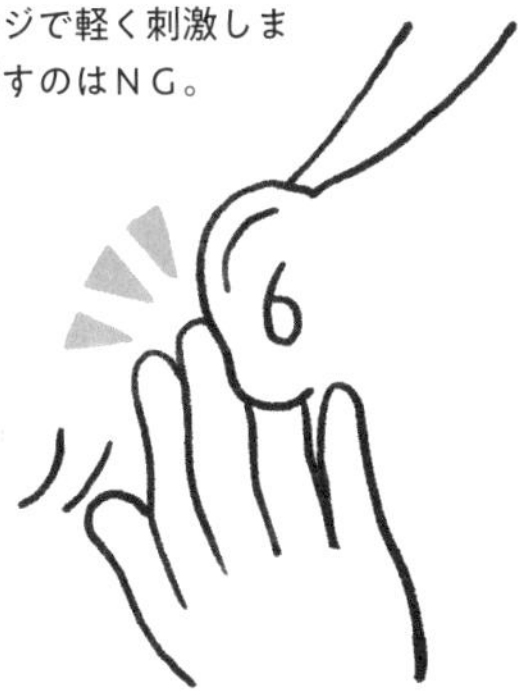

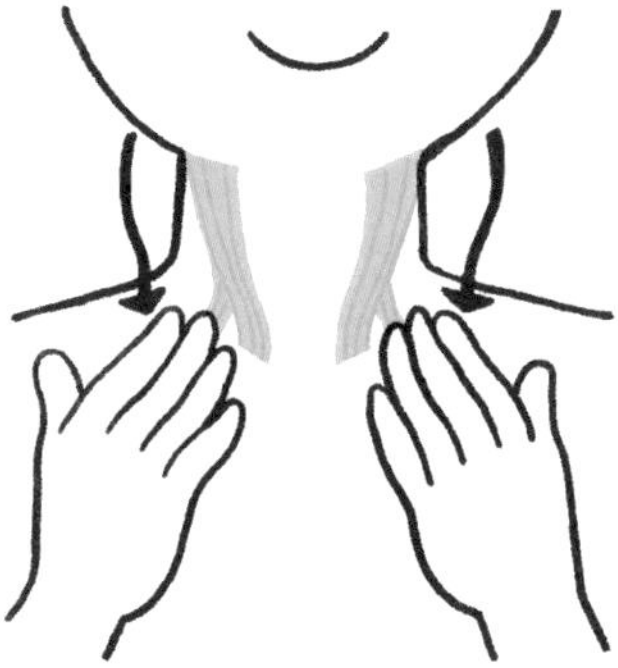

最終的に鎖骨のリンパ節へ流す

耳の後ろを刺激したら、アゴ下のリンパ節から首の左右を通って鎖骨のリンパ節へ流すイメージでマッサージします。

すようにしましょう。

リンパマッサージは皮膚に圧をかけがちですが、肌への過剰な刺激や摩擦は炎症を引き起こし、肝斑の原因にもなります。ですから肌への負担を減らすため、クリームで滑りをよくして行うのがコツ。カッサも摩擦が起こりやすいため、クリームを塗って優しく行ってください。

美容鍼は、摩擦を起こさずむくみを改善できるのでおすすめです。また、顔と皮一枚でつながる頭皮のマッサージも、顔のむくみ改善に有効です。頭皮の筋肉のコリをほぐして、リンパの循環を促しましょう。

誰でも簡単「ウォールスクワット」で血流&代謝アップ

むくみやすい体質の人におすすめしているのが、朝スクワットです。私も毎日行っています。

P83でお伝えした通り、スクワットで体幹や下半身の筋肉を鍛えることで、全身の血流やリンパの流れがアップし、むくみにくい体質を手に入れることができます。とくに、ふくらはぎや太ももの筋肉は、重力に逆らって血液を心臓へ送り返すポンプ機能を担っているため、鍛えることでむくみ改善に大きな効果があります。

また、スクワットの動きを行うだけで全身の筋肉が刺激され、血液やリンパのめぐりが改善するため、即効性もあります。

スクワットが苦手な人は、**壁に寄りかかって行うウォールスクワットがおすすめ**です。やり方は、壁から少し離れた位置で、足を肩幅に開いて壁に寄りかかり、上半身を壁につけたまま腰を上下させます。壁に寄りかかることで下半身の負担が減るので、比較的楽に行うことができます。

ただし、スクワットは間違った姿勢で行うと足が太くなるため、正しい姿勢で行うことが大切です。注意点は、膝を直角になるところまで曲げて、膝が前に出ないようにすること。この点でもウォールスクワットであれば、壁に寄りかかることで姿勢が保たれるので、正しいフォームで行うことができます。

スクワットは、血のめぐりがよくなり、代謝も

スクワットは姿勢が大切です

ウォールスクワットでは、壁に背中をぴったりつけて垂直に腰を下げます。膝を直角に曲げるのがポイント。

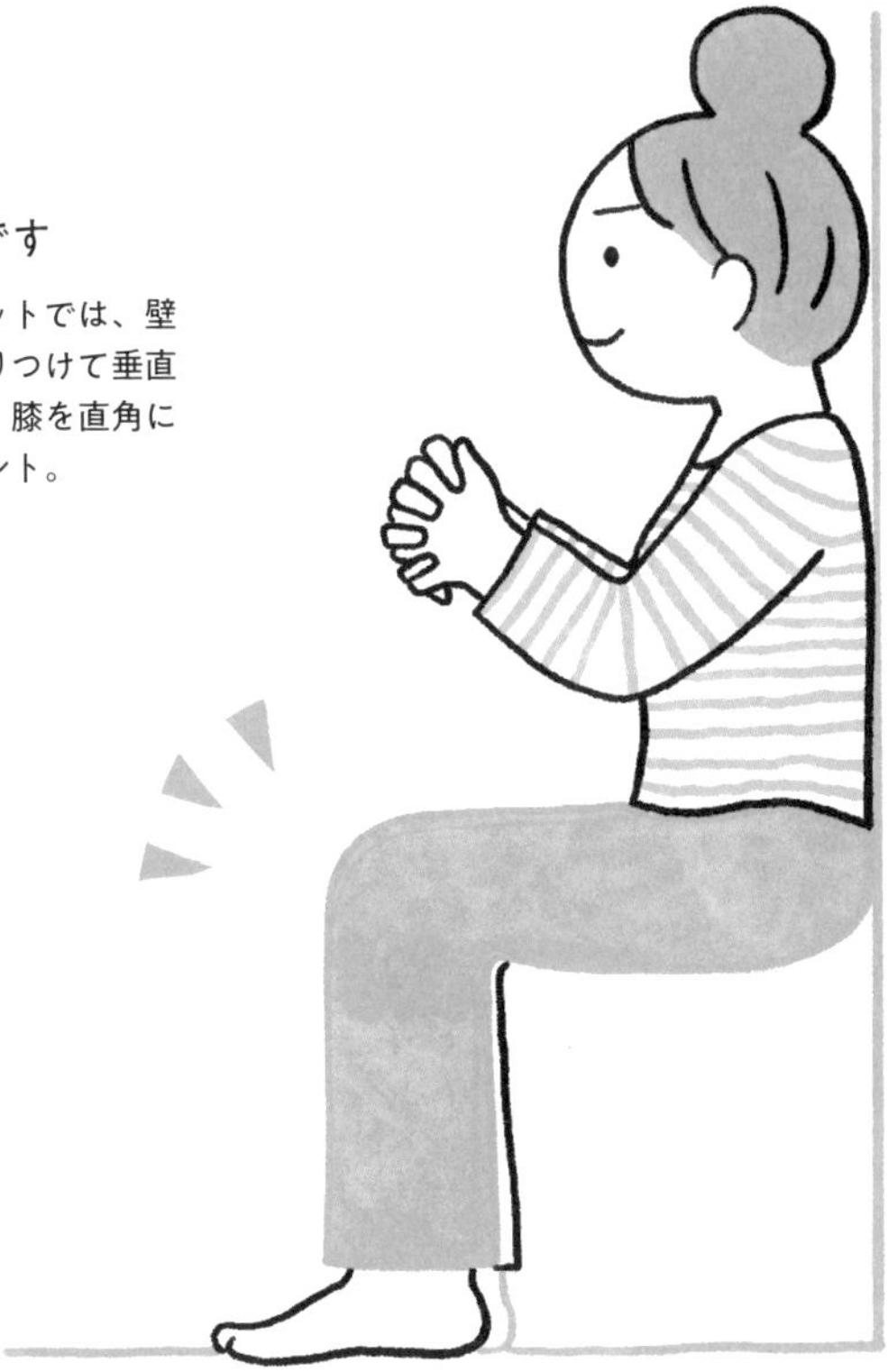

上がるので、朝に行うとその日1日をよい状態で活動できます。

朝は忙しくてなかなか時間がとれないという人は、家事をしながらついでに行ってみてください。料理中や歯磨き中などの時間を使って、ついでに行うのも効率的です。

また、かかとを上げ下ろしして、軽く下半身の筋肉を刺激するだけでも十分な効果を得ることができます。

スクワットを行う回数は、10回程度から始めて、慣れてきたらだんだん増やしていきましょう。

BREAKFAST

ミネラルとタンパク質を補って「めぐる体」を手に入れる

むくんでいる朝は、水分を十分に摂りつつ、朝食でめぐりを促す食べ物を積極的に摂りましょう。

とくに塩分によるむくみには、カリウムや鉄分などのミネラルが効果的です。ミネラルは、電解質（イオン）とも呼ばれ、水分とバランスをとりながら体内の水分量を調節しています。その中でも、ナトリウム（塩分）は水分を溜め込む働きがある一方、カリウムはナトリウムの排出を促す作用があります。カリウムは、ほうれん草や小松菜、アボカド、バナナなどに多く含まれます。

また、タンパク質もむくみ改善に有効です。アルブミン（肝臓で作られるタンパク質）は、血管の浸透圧を維持していて、不足するとむくみが起こります。またアルコールは胃腸の粘膜を弱らせて消化速度を遅らせるため、修復のためにタンパク質を補給する必要があります。

「ふわとろスクランブルエッグ」は、卵とハムのタンパク質と、付け合わせの野菜でミネラルが摂れるお手軽メニューです。

二日酔いの朝は、抗酸化作用のあるターメリックスパイスをかけると、ウコンのアルコール代謝作用でさらにめぐりがアップします。卵にほうれん草とターメリックを加えたスクランブルエッグもおすすめ。そのほか、ショットドリンクも便利ですし、スムージーやスープなどにも加えてみるのも効果的です。

＼ むくみにはタンパク質＆ミネラル！ ／

ふわとろスクランブルエッグ

スクランブルエッグ

- 卵 2個
- 牛乳 大さじ1
- ターメリック 少々
- 冷凍ほうれん草50g
- バター 大さじ1
- 厚切りハム 1枚

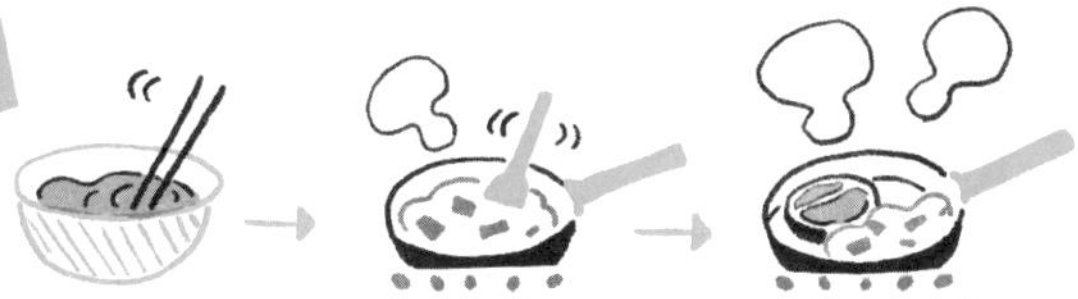

1. ボウルに卵・牛乳ターメリックを入れ、よく混ぜる
2. フライパンを中火にかけ、バターでほうれん草を炒め、1を流し入れゴムべらで混ぜ火を通す
3. ②をフライパンの端によせ、厚切りハムを焼く

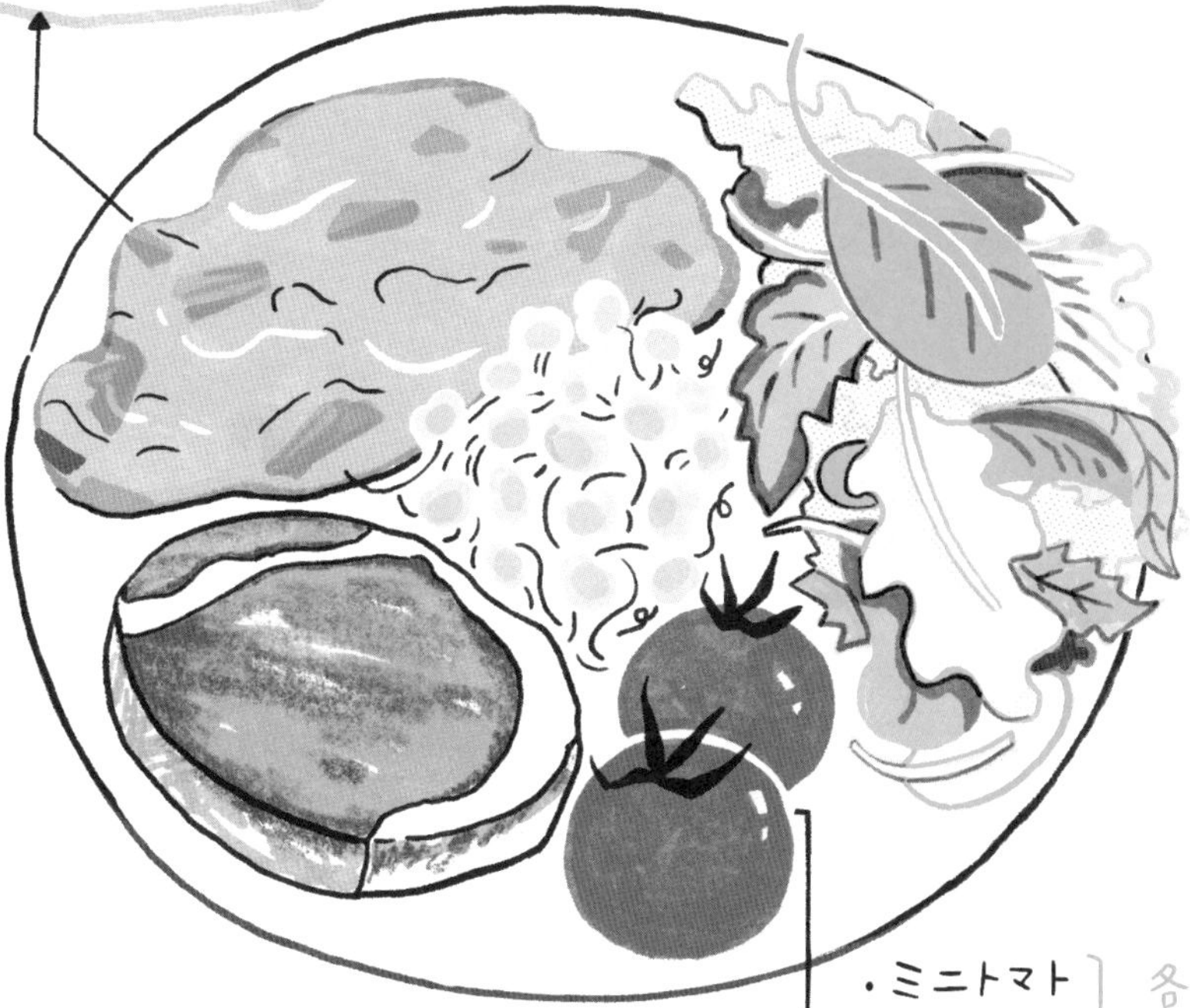

- ミニトマト
- ベビーリーフ
- ブロッコリースプラウト

各適量

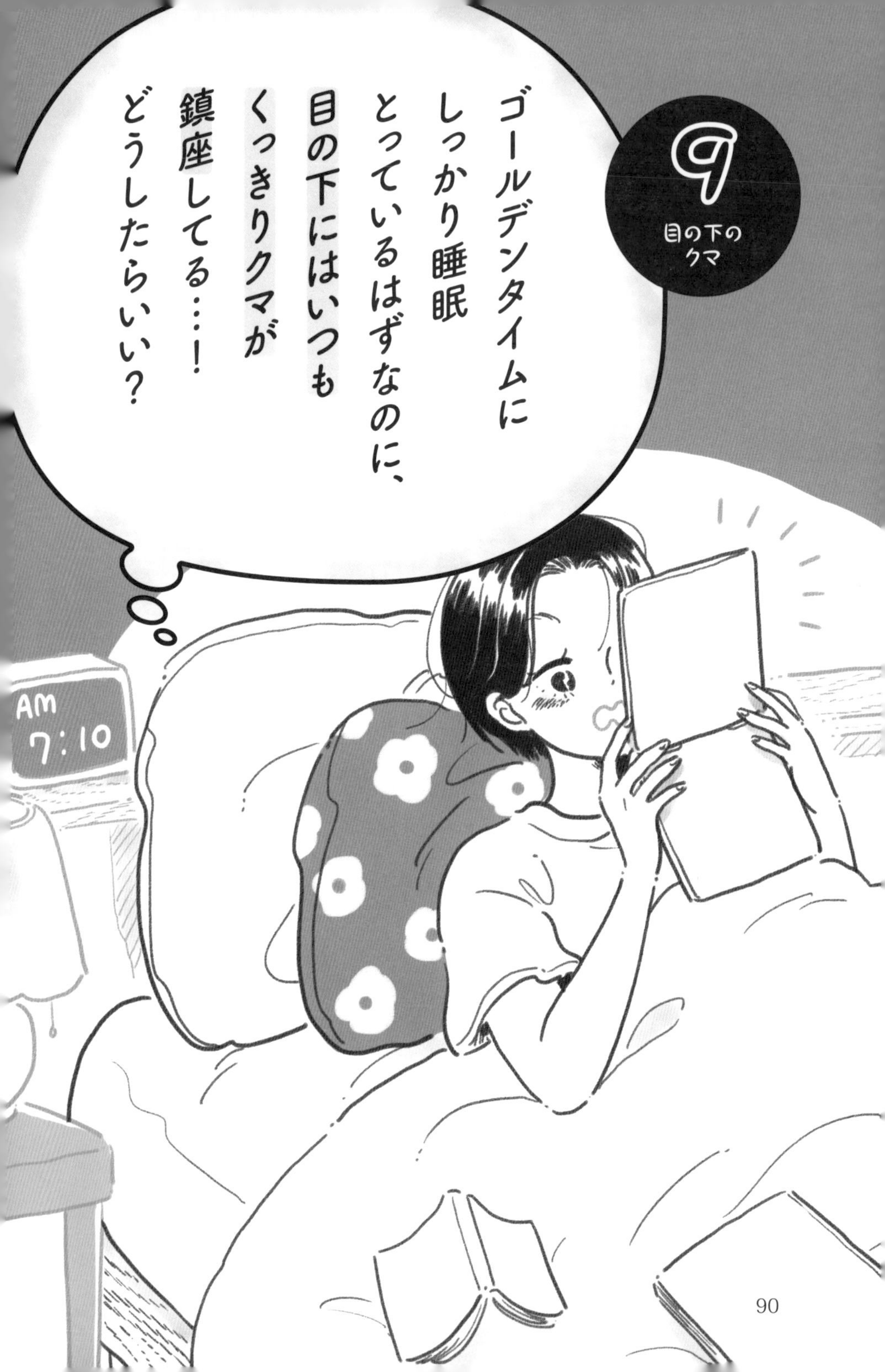
9
目の下のクマ
ゴールデンタイムに
しっかり睡眠
とっているはずなのに、
目の下にはいつも
くっきりクマが
鎮座してる…！
どうしたらいい？
AM 7:10

「クマ」はどうして起こる？

・血行不良による「青グマ」と、色素沈着による「茶グマ」の2種類があり、混ざっている場合も

・青グマは、目の瞬き運動や眼精疲労で目周辺の血液やリンパの流れが滞って起こる

・茶グマは、皮膚の摩擦や過剰なスキンケアによる色素沈着が原因。紫外線ダメージによるシミにも注意

LIFE STYLE

スマホはベッドに持ち込まないクマを作らせないライフスタイル

青グマの原因となる血行不良を手っ取り早く改善させるには、血流やリンパのめぐりを改善するアイマッサージが有効です。

やり方は、目の中心から外側に向かって優しくなぞるだけ。同時に鼻の付け根、目頭のくぼみ、左右のこめかみのくぼんだところにあるツボを刺激してあげると、血流の改善が促されます。

マッサージの際は、肌の摩擦ができるだけ起こらないようにクリームを適量塗ってから行ってください。目の周辺にホットタオルを当てて血行をよくしてから行うとより効果的です。

ただし、これらのケアの効果は一時的なもので、根本的な改善を図るには、血流を滞らせないライフスタイルを送る必要があります。

まず、パソコンやスマホの画面を長時間見るなど、目を酷使する習慣はできるだけ減らしましょう。とくに、就寝前にスマホを見ると目に負担をかけるだけでなく、ブルーライトが脳に刺激を与えて眠りの質を下げるため、**寝室にはスマホを持ち込まないようにしましょう。**

ストレスや疲れをできるだけ溜めないことも重要。成長ホルモンが分泌されるゴールデンタイム（入眠から3時間）の熟睡も含め、**6～7時間の睡眠を確保してください。**ホットアイマスクで眼筋をほぐしたり、好きな香りの精油を枕元に置いたりといった、自分なりのリラックス環境を作る

寝室でのスマホは睡眠に悪影響!

ブルーライトの強い光を見ると、脳が朝と勘違いしてメラトニンの分泌が弱まり、睡眠の質を下げる原因に。

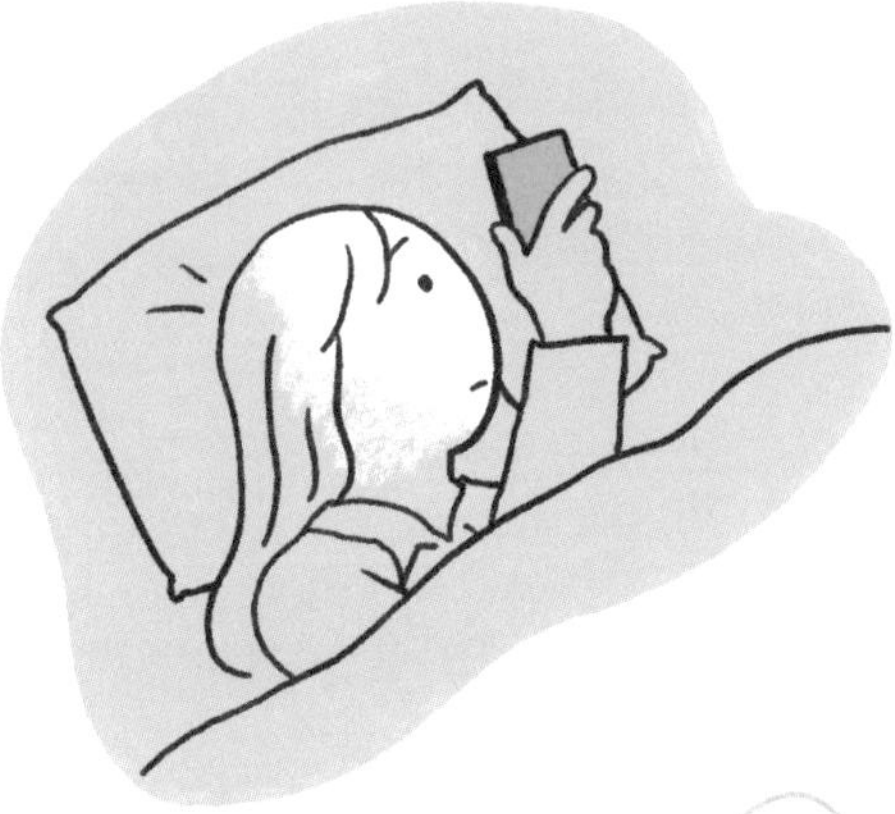

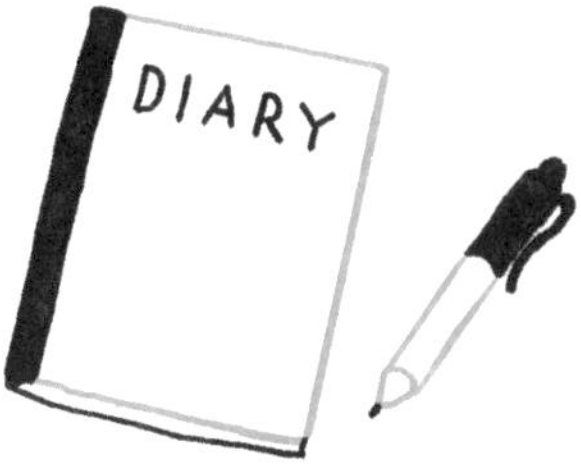

日記をつけて頭の整理を

寝室にはスマホを持ち込まず、寝る前は読書や日記をつける時間にあてると頭の整理になって心が落ち着きます。

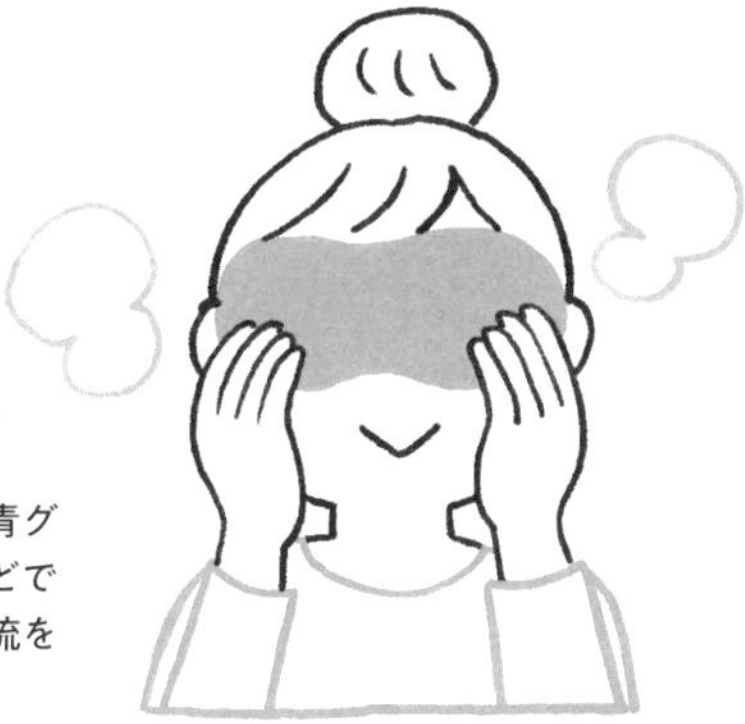

マッサージの後に温めると効果アップ

血行不良による目の下の青グマには、ホットタオルなどで目のまわりを温めて、血流を促進するのが効果的。

ことも、ストレスや疲れの解消をサポートしてくれます。

また、運動不足も血流の滞りの原因となります。運動習慣をつけて体のめぐりを促すほか、筋肉を増やして全身の血流をアップさせることも青グマ対策に有効です。ヨガは全身の血流改善に効果のある運動なので、取り入れてみてもよいでしょう。

食生活の面では、栄養バランスのよい食事を心がけてください。とくに血流を改善してくれるビタミンEや、鉄分などの栄養素を積極的に摂ると効果的です。血流を促す水分摂取も忘れずに。

SKIN CARE

アイメイク落としは「ヨコ」じゃなく「タテ」に落とすべき理由

色素沈着による茶グマの原因は、シミの発生メカニズムと同じです。

摩擦や炎症などの刺激が繰り返し加わることで、表皮の基底層で作られたメラニンの排出が追いつかずに色素沈着を起こすのです。そのためメラニンは悪者扱いされがちですが、本来は紫外線や摩擦のダメージから肌を守っている欠かせない存在でもあります。

メラニンの沈着を防ぐには、皮膚に摩擦を起こさないことが大切です。茶グマは、花粉症のかゆみで目を何度も擦って起こる場合が多いので注意してください。また、過剰なスキンケアも色素沈着の原因になります。

例えばウォータープルーフのマスカラなどは、オフする際に摩擦が起こったり、脱脂力の強いポイントリムーバーが必要になったりします。

もともと目の下は皮膚が薄く、皮脂腺も少ないため乾燥しやすい部分。オフする際に摩擦が起きたり、リムーバーで皮膚が乾燥してバリア機能が低下するとターンオーバーが乱れて、色素沈着を起こしやすくなります。ですから、**マスカラはお湯で取り除けるフィルムタイプの製品がおすすめ。**アイラインやアイシャドウもオフしやすいものを選びましょう。

アイメイクを落とす際は、指をヨコ方向に動かすと肌にかかる負担が大きくなるため、メイク落

色素沈着を防ぐアイメイクの落とし方

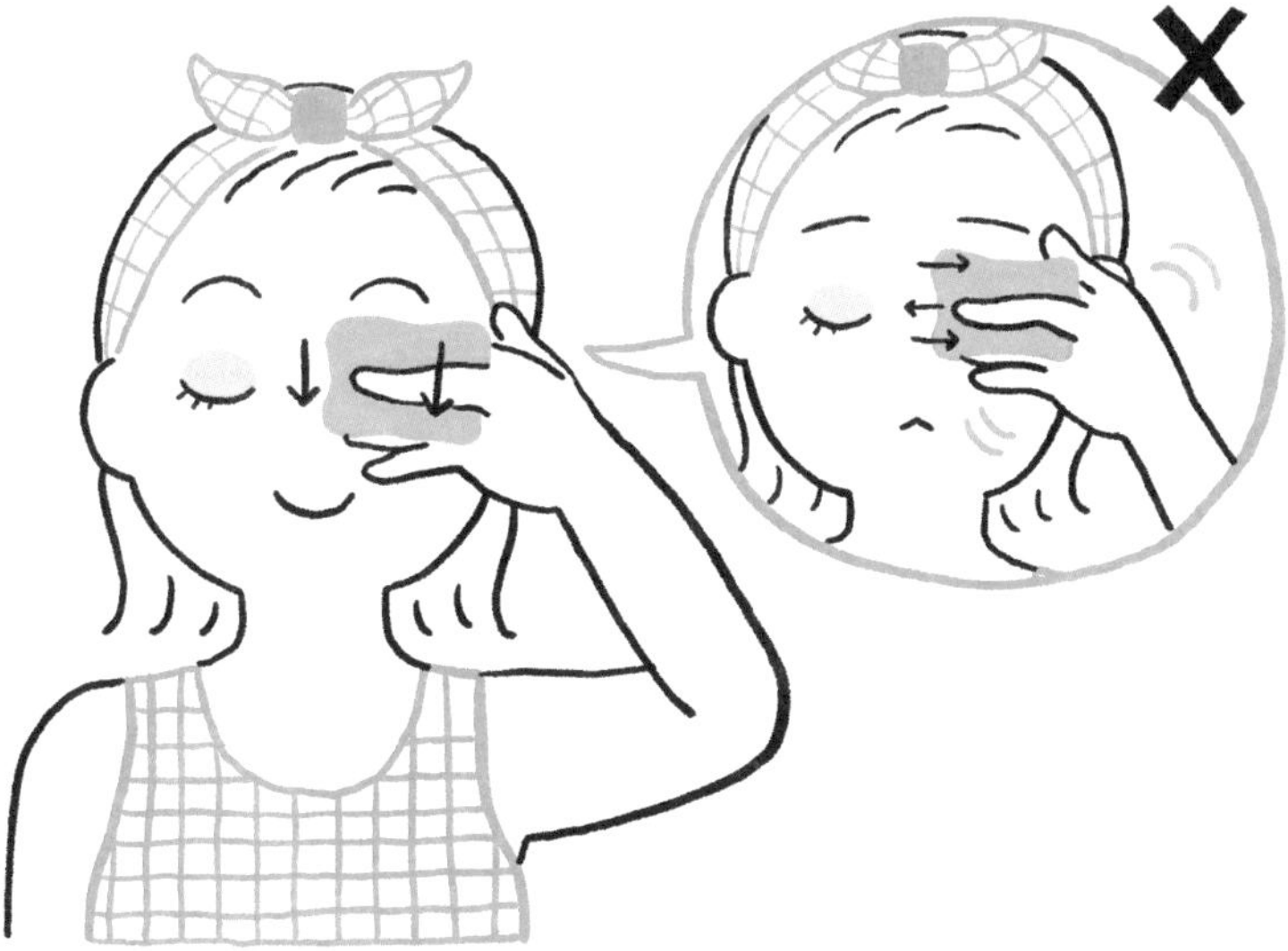

リムーバーをたっぷり含ませたコットンを閉じた目に優しく当て、数秒なじませてからまつ毛の流れに沿ってタテにぬぐうようにさっと落とすことがポイント。水平に動かすと肌への摩擦が増えて、色素沈着の原因になります。

としで浮かせてからタテ方向に「さっとぬぐう」イメージで動かしましょう。

乾燥によっても色素沈着が起こるとお伝えしましたが、逆に保湿のためにアイクリームをいくつも塗って皮膚に負担をかけ、くすみを引き起こす場合もあります。目のまわりなど皮膚が薄い部分のスキンケアは、適度に行うようにしましょう。

茶グマの悪化を予防するには、美白剤配合の化粧品が有効ですが、セルフケアで消すことは難しいのが現実。まずは、皮膚科への相談をおすすめします。

BREAKFAST

ひとつかみのナッツで、青グマにさようなら

青グマを食事面から改善に導くポイントは、「ビタミンE」と「鉄分」を一緒に摂ること。

ビタミンEは、抗酸化作用があり、血液を滞らせる老廃物の過酸化脂質を抑えて血流を促進します。アーモンドやヘーゼルナッツなどナッツ類に含まれます。鉄分は、血液のヘモグロビンとなって体の隅々まで酸素を届けます。干しぶどう、ドライいちじく、ドライデーツなどに豊富です。ヨーグルトに、ミックスナッツとドライフルーツを入れて食べると、ビタミンEと鉄分が一度に摂れて便利。間食にも最適です。

アーモンドは、ビタミンEのほかにタンパク質や食物繊維が豊富。ヘーゼルナッツは、カリウムや鉄などのミネラルに加え、ビタミンB群のパントテン酸や葉酸を含む美肌の味方です。ピーナッツは、カリウムやビタミンE、ナイアシン、食物繊維など様々な栄養素が含まれます。カシューナッツは、マグネシウムや亜鉛、鉄などのミネラルの補給に最適。このようにナッツ類は、ミネラルやタンパク質、体にいい脂質、食物繊維などを含む栄養価の高い食品です。美肌や健康のために積極的に摂りましょう。

茶グマが気になる方は、悪化の防止やケアをサポートする意味でも、ぜひ肌代謝を促すビタミンAや、ビタミンC・Eのような抗酸化成分を摂りましょう。

ナッツ＆ドライフルーツヨーグルト

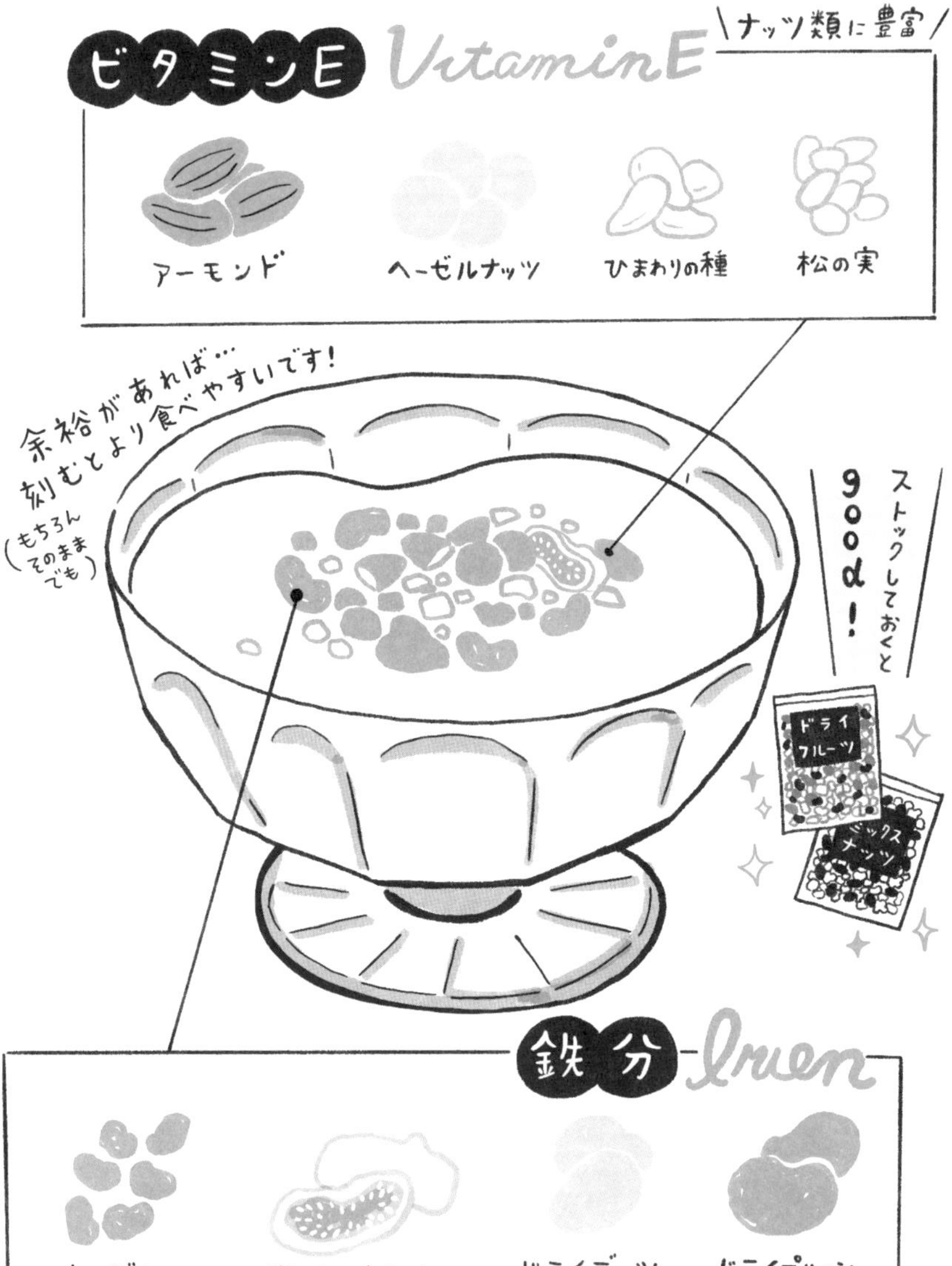
ビタミンE VitaminE
＼ナッツ類に豊富／
アーモンド
ヘーゼルナッツ
ひまわりの種
松の実
余裕があれば…
刻むとより食べやすいです!
(もちろんそのままでも)
ストックしておくとgood!
ドライフルーツ
ミックスナッツ
鉄分 Iron
レーズン
ドライいちじく
ドライデーツ
ドライプルーン

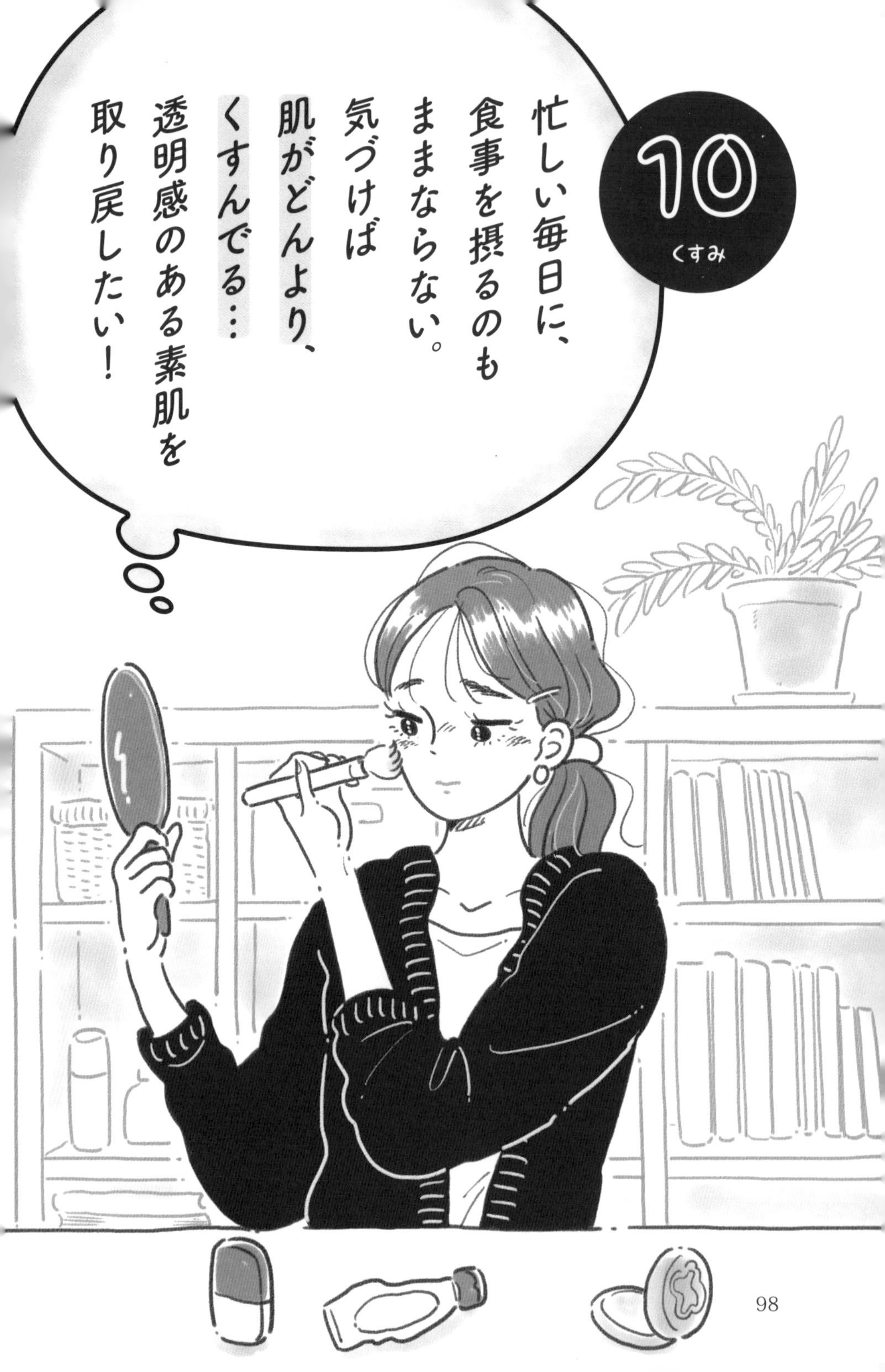
10
くすみ
忙しい毎日に、
食事を摂るのも
ままならない。
気づけば
肌がどんより、
くすんでる…
透明感のある素肌を
取り戻したい！

「くすみ」はどうして起こる？

- 原因① 血行不良による肌色の赤みの低下
- 原因② 紫外線ダメージによるメラニンの蓄積
- 原因③ ターンオーバーの乱れによる角質層の肥厚《ひこう》や、加齢による肌のハリの低下
- 原因④ 糖化により肌にAGEsが溜まることで起こる「黄ぐすみ」

LIFE STYLE

透明感あふれる素肌を手に入れる、キーワードは『自律神経』

くすみの1番の原因である血行不良を改善するには、「血流が滞らないライフスタイル」を送ることが大切です。そこでキーワードになるのが、自律神経のバランスです。

そもそも自律神経とは、呼吸、血液循環、消化排泄、体温調節、代謝など、人間の生命活動に必要な働きを24時間コントロールしている重要な神経です。

自律神経には、日中の活動時に活発になる「交感神経」と、夜の安静時に活発になる「副交感神経」の2種類があり、互いにうまくバランスをとることで、体は正常に活動することができます。

もし、ストレスや生活習慣の乱れなどによって自律神経のバランスが崩れると、全身に様々なトラブルが起こります。

とくに疲労やストレスは、交感神経を優位な状態にして、血管を収縮させ、全身の血流を滞らせます。すると酸素や栄養を届けている肌の毛細血管も滞って、ターンオーバーが乱れ、くすみを引き起こします。

さらに、交感神経が優位な状態が続くと、夜になっても副交感神経への切り替えがうまくいかず、睡眠の質も下がり、肌の修復を促す成長ホルモンや抗糖化作用のあるメラトニンの分泌に悪影響を及ぼします。そのため、美肌をキープするためには、自律神経のバランスを整えることが先決です。

自律神経の正しいリズム

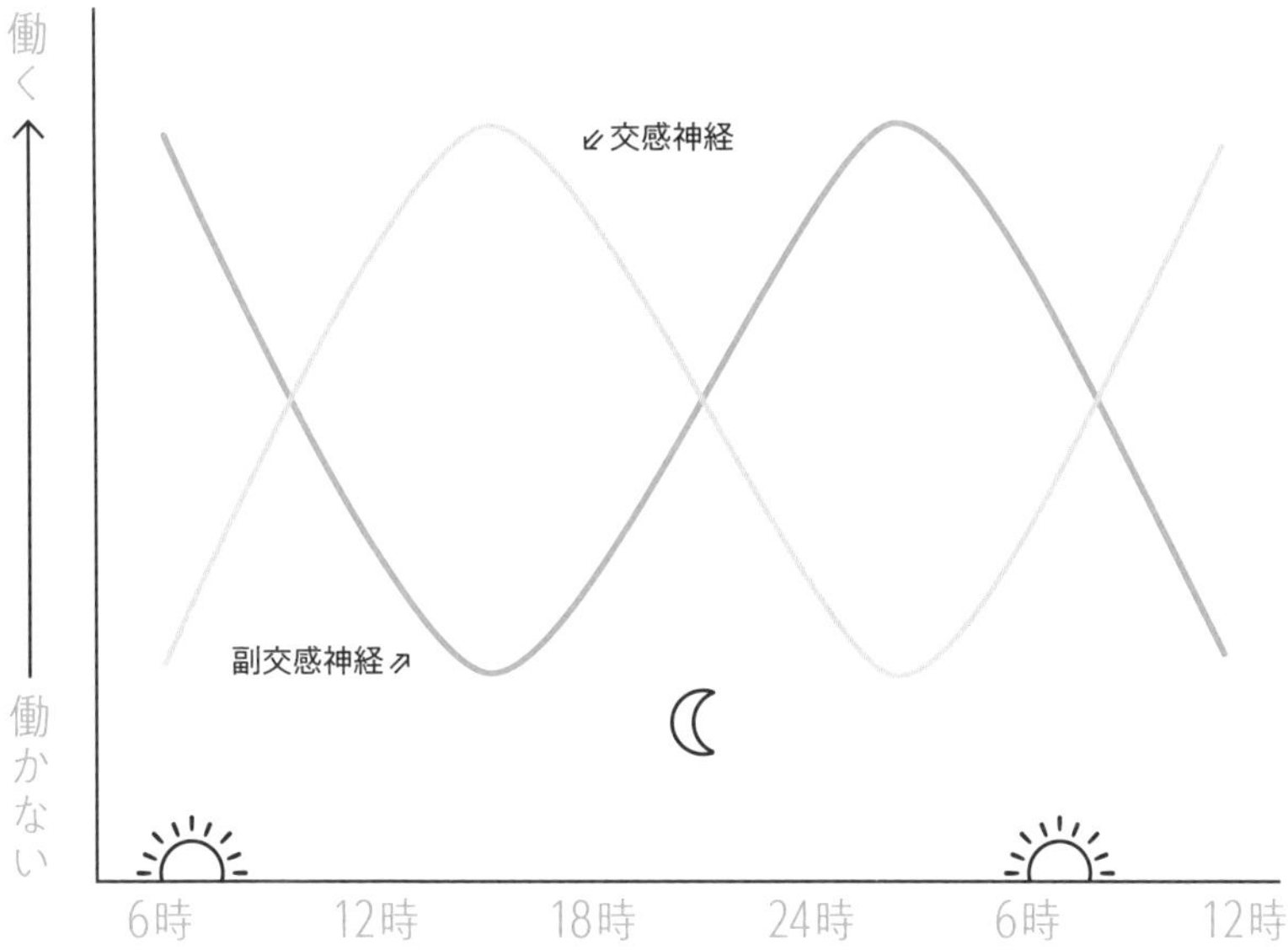

朝日を浴びると交感神経が優位になって体の働きは活動的になり、陽が沈むと副交感神経が優位になって体を休息に導きます。こうした自律神経のリズムに沿って生活することが、心身の健康に必要不可欠です。

夜と朝のルーティンで自律神経を整える

現代人は、ストレスなどで交感神経が優位な状態が続きがち。ですから夕方以降に、副交感神経を優位にするための習慣を取り入れてみましょう。私は、入浴やリラックスタイムに気をつけています。

寝る直前に熱いお湯に浸かると、自律神経が優位になって睡眠の妨げになるため、入浴は入眠の2時間前に済ませたり、副交感神経を優位にするリラックスタイムを確保したりしています。パックしながら読書や音楽

を楽しむなどして好きな時間を過ごしています。（ナイトルーティンの詳細はP49を参照してください）

また、自律神経を整えるには、朝の習慣も大切です。朝起きてすぐに陽の光を浴びると、体内時計がリセットされて自律神経のバランスが整い始めます。良質な眠りに導いてくれるホルモンのメラトニンは、陽の光を見ると分泌が止まり、ちょうど眠りにつく頃の14～16時間後に再び分泌を始めるようにセットされているので、朝一番の日光浴は欠かさずに行いましょう！

できるだけ規則正しい生活を送ることもポイント。そのために、普段から毎朝の起床時間を決めておくとよいでしょう。陽の光で目覚められるように、寝室のカーテンは遮光ではなく採光タイプを選んでおくのがベター。カーテンレールにかけておくと設定した時間にカーテンを自動で開けてくれるカーテンロボの活用もおすすめです。

さらに、朝食は毎日欠かさずに食べること。体内時計のズレを調整して体を目覚めさせ、自律神経のバランスを整える働きがあります。

こうした自律神経の改善に加え、リンパ&頭皮マッサージやホットタオル、美容鍼など、血流改善に直接働きかけてくれる美容習慣（詳しくはP85を参照）も有効です。あわせて試してみてください。

とはいえ、大事な予定がある日にはどうしても「すぐになんとかしたい！」と思うこともあるでしょう。そんなときは、コントロールカラーの助けを借りてはいかがでしょうか？　次のページで詳しく説明するので、ぜひ参考にしてみてくださいね。

朝、すぐになんとかしたい!

くすみをカバーする コントロールカラーの選び方

肌がくすんでいると感じる朝は、コントロールカラー下地が大活躍!
自分の肌色やくすみの色味に適したカラーをチョイスして。

コントロールカラーの種類

グリーン

肌の赤みを
隠したい人には…

赤みをカバーしつつ、肌の透明感をアップさせてくれます。全体に塗ると肌がくすんで見えるため、気になる部分にだけ塗るのがポイント。

パープル

黄ぐすみ隠しに
最適なカラー

肌の色をトーンアップさせ、顔色を明るい印象へ導いてくれます。とくに黄ぐすみのカバーに効果的。肌ムラや透明感のアップにもおすすめ。

ピンク

血行不良で
青白系の顔に…

自然な血色を演出できるカラー。血行不良で顔が青白い人向け。肌を柔らかく見せ、透明感のある女性らしい雰囲気に導きます。

オレンジ

くすみや色むらを
カバー

日本人の肌色に馴染みやすいオレンジカラー。顔全体のくすみや色ムラのカバーに効果的です。肌のトーンを明るくナチュラルに仕上げます。

肌色別、「くすみ」をカバーする色

ブルベさんは?

もとの肌色が青系やピンク系というブルベ（ブルーベース）さんのくすみには、ピンクやイエロー系のコントロールカラーがおすすめ！

おすすめ
ピンク、ピンクベージュ、
イエロー、オレンジ

イエベさんは?

黄色味がかったイエベ（イエローベース）さんのくすみには、ブルー系やピンク系のコントロールカラーがおすすめです。

おすすめ
ブルー、パープル、ピンク

BREAKFAST

くすみを払う、小松菜とかぼちゃの「透明感スープ」

肌のくすみを撃退するには、ターンオーバーの改善がカギになります。そのためには、血流の改善が欠かせません。

そこで積極的に摂りたいのが、ビタミンEや鉄分を豊富に含む食材です。ともに、血液の質を高めて血流を促す働きがあります。

ビタミンEが摂れる身近な食材は、アーモンドなどのナッツ類やアボカド。鉄分は、ドライプルーンや干しぶどう、のりなどに多く含まれます。

朝食では、プルーン、干しぶどう、アーモンドを入れたヨーグルト、干しぶどう入りのキャロットラペ、のり巻きおにぎりなどもおすすめです。

ひと手間かけられる朝には、ビタミンEと鉄分をたっぷり摂れるアーモンドミルクを使った透明感スープを作ってみてはいかがでしょう。

作り方は簡単で、ビタミンEが豊富なアーモンドミルクとかぼちゃ、鉄分を含む小松菜（またはほうれん草）を、抗酸化作用のあるターメリックパウダーと一緒にミキサーにかけるだけ。肌の新陳代謝が促進されて、肌のくすみの改善をサポートしてくれます。

あわせて、朝から十分に水分を摂ることも心がけてください。

糖化による黄ぐすみも食生活の改善が必須です。予防に効果的な朝食メニューは、P127を参照してください。

体のめぐりUPで『くすみ』を払う！

透明感スープ

材料

Ⓐ
- アーモンドミルク100mℓ
- かぼちゃ50g（ひと口大に）
- 小松菜1束（ざく切りに）

- コンソメ 小さじ½
- メープルシロップ小さじ½
- ターメリック
- ガーリックパウダー
  } 少々
- 塩
- こしょう
  } 適量

① 耐熱皿にAを入れ水大さじ1を振ってふんわりラップし600Wで2分チン！

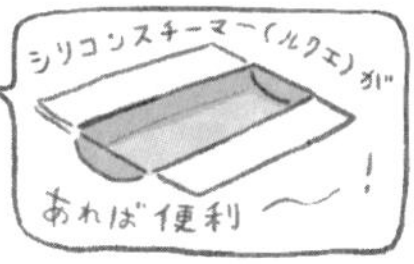

シリコンスチーマー（ルクエ）など
あれば便利〜！

② ミキサーに①と塩こしょう以外の材料をすべて入れて、かけ、なめらかにし塩こしょうで味を調える

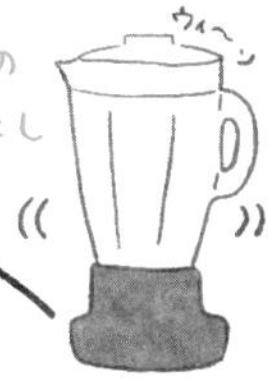

ウィ〜ン

③ 刻んだアーモンド（あれば）を散らすとビタミンEを補給できてさらにgood！

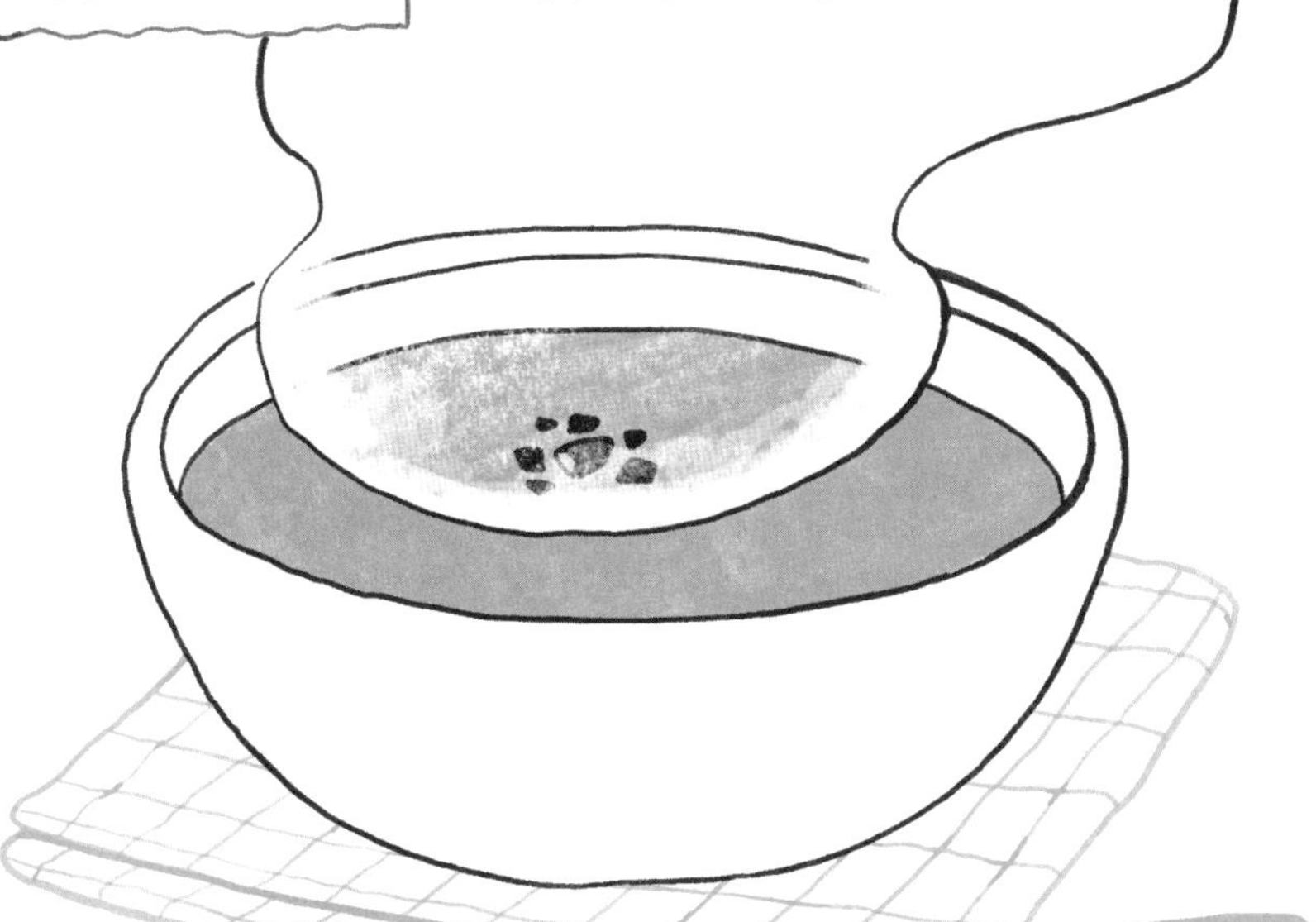

column ③

買うなら、「どっち？」 コンビニで手に入る おくすり朝ごはん

仕事が忙しい日の朝のオフィスや
出張先のビジネスホテルなどで。
便利なコンビニ食は朝ごはんに最適ですが
選び方も肝要。いつものチョイス、あってますか？

「タンパク質」なら、どっち？

糖化ストレスの少ない、質の高いタンパク質を。

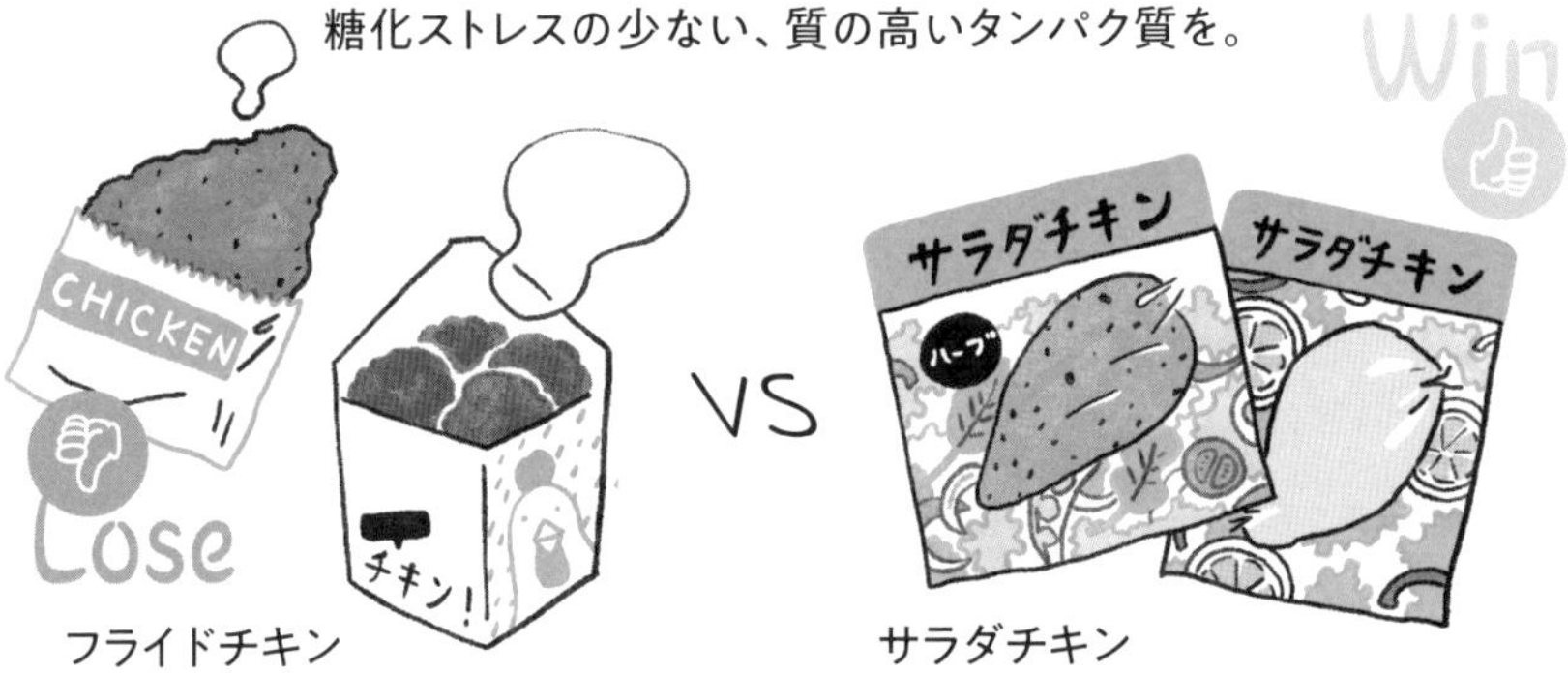

フライドチキン

高温の油で揚げた鶏肉は、タンパク質が劣化してAGEsたっぷり。肌老化に直結します。高脂質で、皮脂の増加リスクも。

サラダチキン

低脂質、高タンパクなヘルシーメニュー。蒸し調理で、糖化ストレスもほとんどなし。ダイエット食材としても有効です。

ほかにもおすすめ

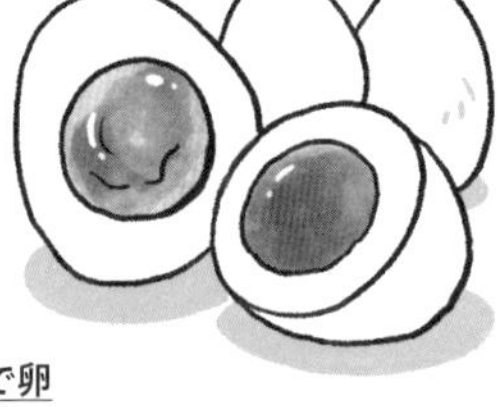

ゆで卵

高タンパクかつ１日に必要な栄養素がたっぷり入った卵は朝食に必須！　ボイル調理で糖化度も低め。

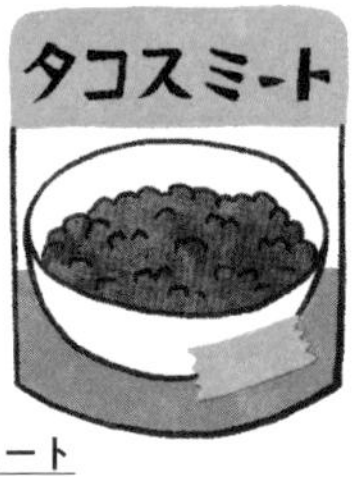

タコスミート

肉の代わりに大豆ミートを使用した、低カロリー、高タンパクな一品。野菜サラダにのせてどうぞ。

「野菜」なら、どっち？

同じ量を食べるなら、より栄養価の高いメニューを!

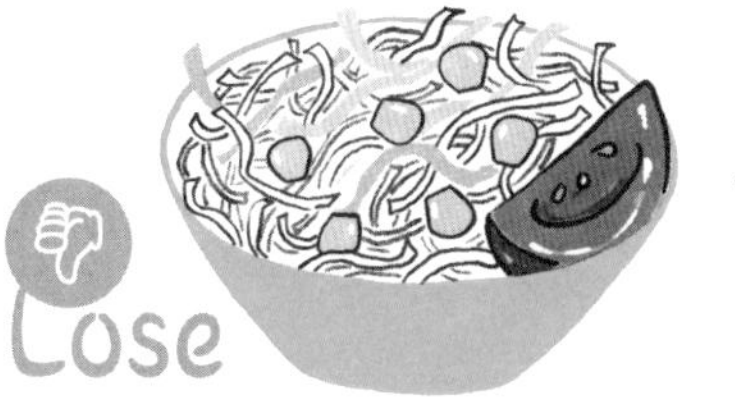

VS

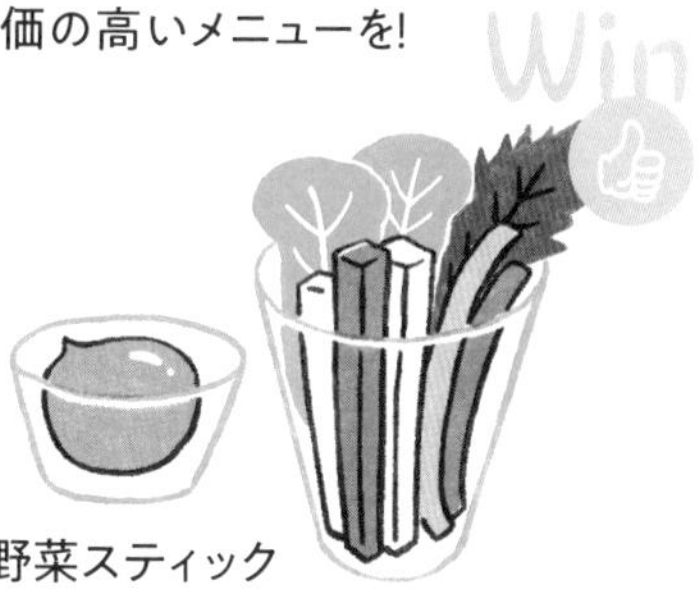

キャベツサラダ

食物繊維は摂れても、カサ増しキャベツだけじゃ、栄養価がほとんど上がらない!

野菜スティック

栄養をそのまま摂れる生野菜を、少量ずつ多種類食べられる便利なメニュー。

ほかにもおすすめ

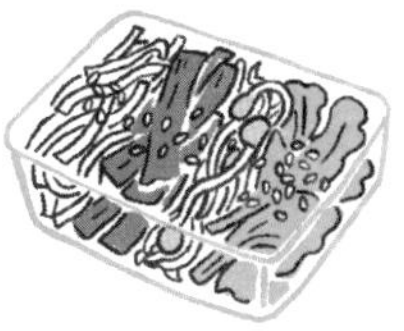

青菜のごま和え
ミネラルやビタミンCを含む青菜と、良質な脂質が摂れるゴマで栄養価抜群。

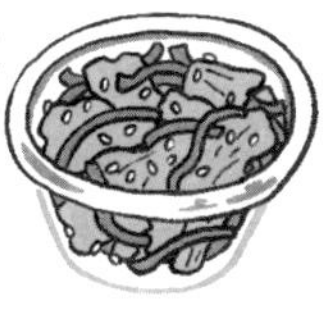

ナムル
数種類の野菜を一度に摂れる。ごま油で和えることで脂溶性ビタミンの吸収もスムーズに。

「主食」なら、どっち？

炭水化物の摂り方で、肌と体の糖化&老化度が激変。

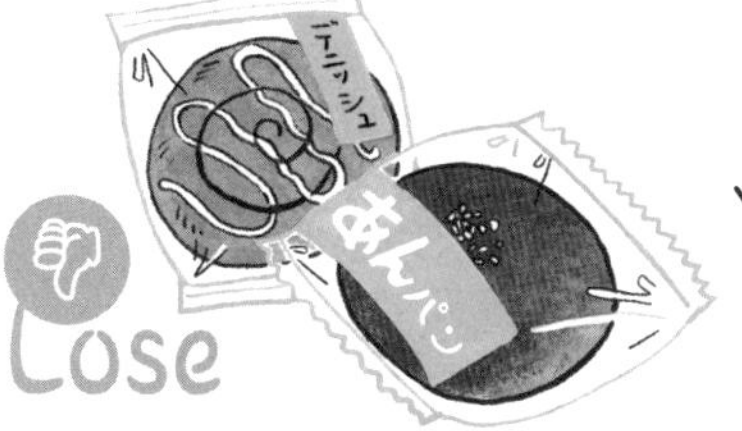

VS

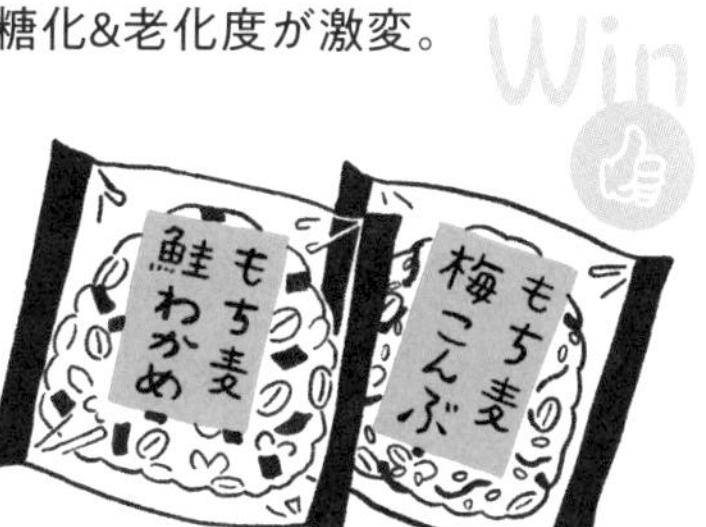

菓子パン

砂糖たっぷりの菓子パンはAGEsまみれで老化まっしぐら。栄養もほぼゼロ……。

もち麦おにぎり

もち麦入りで栄養価が急上昇。レジスタントスターチで糖化ケアにも最適。

ほかにもおすすめ

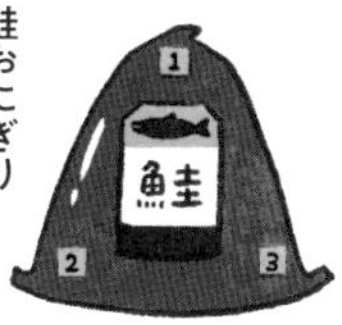

鮭おにぎり
白米のセラミド、鮭のオメガ3、抗酸化成分アスタキサンチンが一度に摂れる、超美肌食。

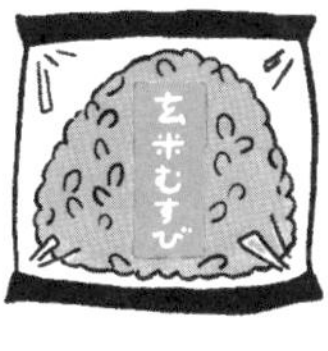

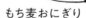

玄米おにぎり
玄米は、低GIのホールフード。食物繊維やビタミンBは白米の10倍!

「スープ」なら、どっち？

腸内の善玉菌が元気になる味噌汁&野菜スープを。

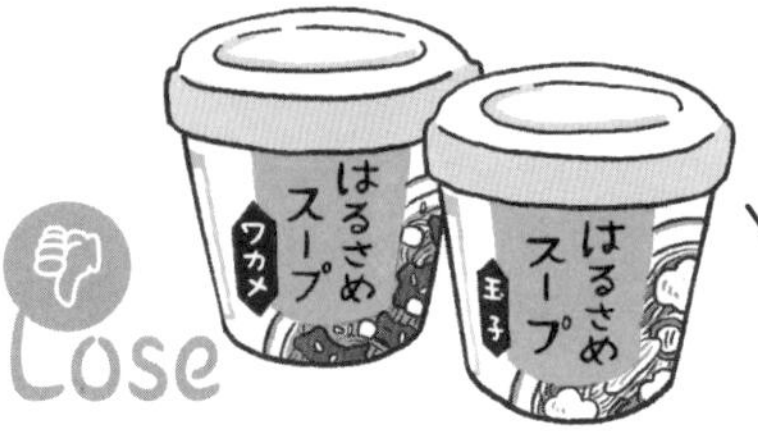

VS

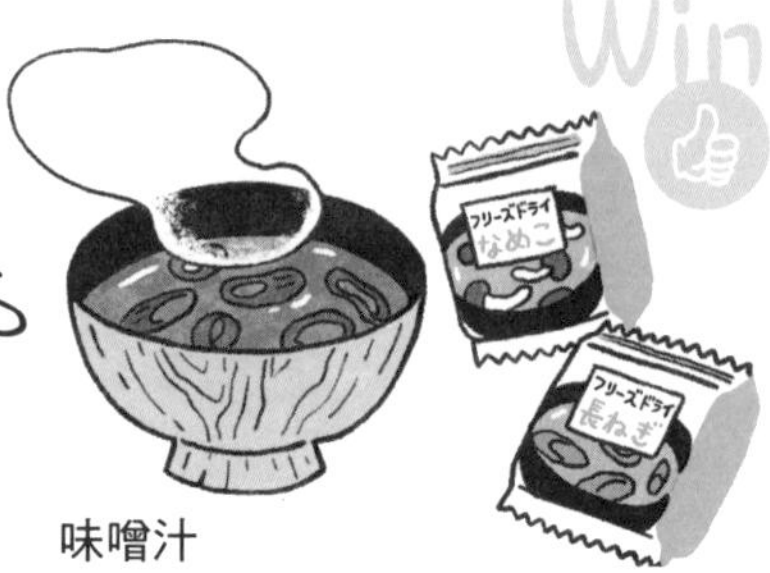

春雨スープ

低カロリーに騙されたらだめ。ブドウ糖果糖液糖入りで、糖化リスクは10倍！

味噌汁

味噌の乳酸菌と具材の栄養素が一度に摂れる、腸活に欠かせないおすすめの食品。

ほかにもおすすめ

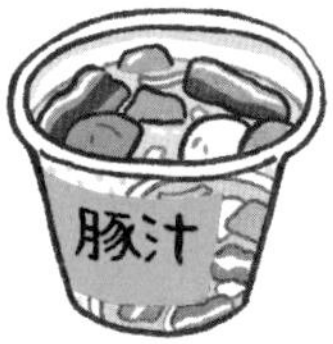

豚汁

豚肉のビタミンB1は疲労回復効果抜群。味噌、根菜、こんにゃくで腸内環境を一気に改善！

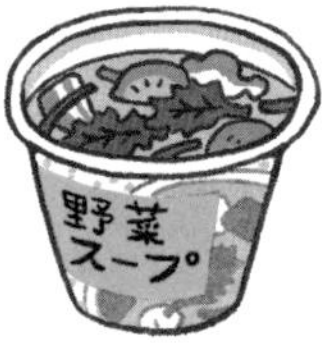

野菜スープ

冷蔵コーナーによく置いてある野菜スープは多種類の野菜を一度に補給できて◎。

推したい「美容ドリンク」

コンビニスイーツを買いたくなったら、こちらにチェンジ！

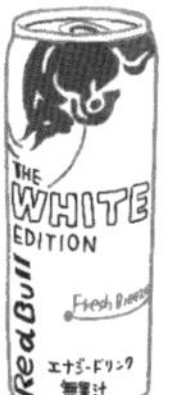

ビタミンB群を摂れる、筋トレ前のエナジードリンク。レッドブル ホワイトエディション 205円

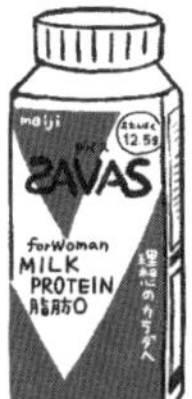

12.5gのタンパク質、鉄分、カルシウムが1本に！ザバスミルクプロテイン 脂肪0 162円

ビタミンC、B群、鉄分が摂れるドリンク。キウイ&レモン味が◎。チョコラBBスパークリング 145円

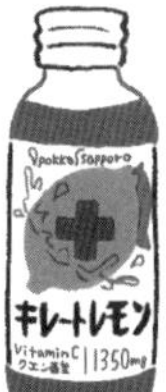

ビタミンCとクエン酸を1350mgずつ配合した、レモン炭酸ドリンク！キレートレモン 124円

※すべて2021年4月時点の税込価格

3章

おくすり朝ごはんで
エイジングケア

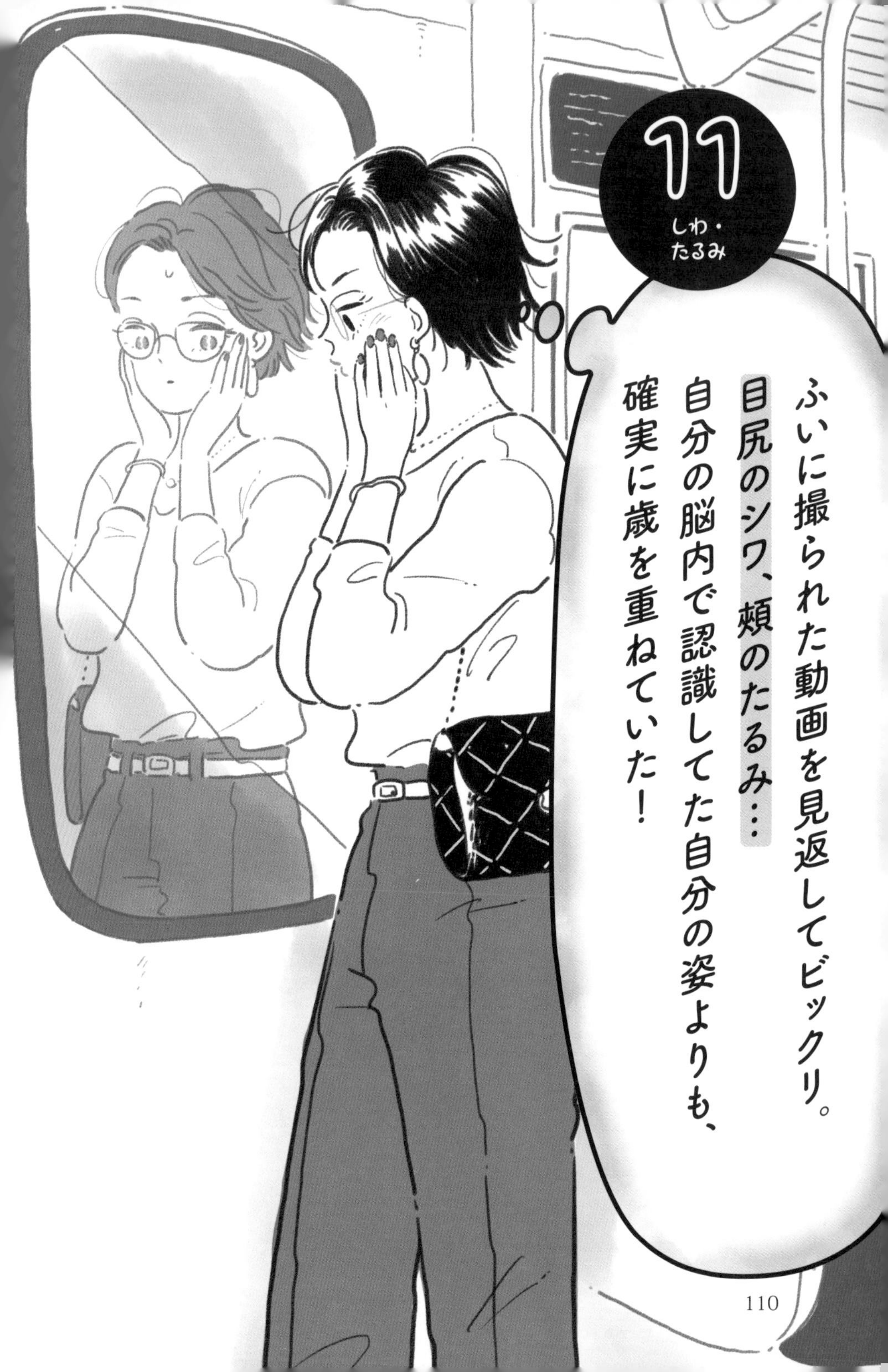
11
しわ・たるみ
ふいに撮られた動画を見返してビックリ。
目尻のシワ、頬のたるみ…
自分の脳内で認識してた自分の姿よりも、
確実に歳を重ねていた！

「たるみ」や「シワ」はどうして起こる？

- 3大原因は、「光老化」、「糖化」、「加齢」
- いずれの原因も真皮のコラーゲンの低下をもたらす。改善には生活習慣の改善が不可欠（スキンケアではレチノールやビタミンCが有効）
- 頬は脂肪の少ない口まわりより重力の影響を受けるためほうれい線にもつながる
- 皮下脂肪や筋肉、頭蓋骨の萎縮も、たるみの原因に

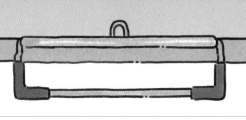

CHECK!

シワやたるみ肌に直結する「糖化」って？

シワやたるみの原因の一つである、糖化。じつは、一体体の健康にも大きな影響を及ぼしています。一体どのようなものなのでしょうか。

食事から摂る糖分は、私たちのエネルギー源として日々消費されています。しかし、糖を必要以上に摂りすぎると、余った糖が体の中のタンパク質と結合して変性を引き起こします。この反応を糖化反応、またはメイラード反応と呼びます。こうして糖化によって変性した「質の低いタンパク質」は、AGEs（終末糖化産物）と呼ばれます。

AGEsは、血液中で作られ、血流を通じて全身に蓄積されます。肌の真皮に蓄積するとコラーゲンを変性させ、弾力やハリが失われます。

さらにAGEsは、真皮だけでなく、表皮のタンパク質とも結合して、表皮にもダメージを与えます。そうなると肌が水分を留めておけず、バリア機能が弱ってキメが低下。さらにメイラード反応によって肌全体が黄ぐすみを引き起こします。

とはいえ、表皮はターンオーバーにより1ヶ月周期で生まれ変わるため、AGEsは自然と排出されます。一方、真皮のコラーゲンの寿命は20年と非常に長く、一度AGEsが蓄積すると長い間分解されずに残ってしまうため、糖化ケアが必要なのです。

さらにAGEsは、全身のタンパク質と結合するため、血管の壁にも付着して血管そのものを老

あなたの糖化度はどのくらい？
簡単チェックリスト

- □ 早食いである
- □ 牛丼やカツ丼、天丼など「丼物」メニューが好き
- □ 朝食を抜いてしまうことがよくある
- □ 甘いものが大好きでおやつは欠かせない。また、ジュースなどの清涼飲料水をよく摂る
- □ 野菜が不足しがちで、もっと摂らないといけないな、という自覚がある
- □ タバコを吸う。また、過去にタバコを吸っていた
- □ 体の関節が硬く、ストレッチやヨガが苦手
- □ お酒が好きで習慣的に飲んでいる
- □ 眠っている間に、いびきをよくかく
- □ 運動はあまりしない

化させます。すると血流が滞って、肌の細胞に栄養や酸素が十分に届けられなくなり、さらなる肌の老化を引き起こすことになるのです。

糖化は全身の血管を老化させ心筋梗塞や認知症を招く

ＡＧＥsは、血管など全身の臓器のタンパク質にも結合して、心筋梗塞や糖尿病、認知症など様々な病気のリスクを高めます。さらに女性においては、不妊症や更年期障害を招く原因にもなります。

このように**糖化は、体の内外を老化させて、命に関わるような重大な病をも招きます**。また、20代の頃からすでに糖化ダメージを受けています。若いうちから、日々の生活の中で糖化を引き起こさない工夫を心がけることが大切です。

そこでまずは、自分の体内糖化度を確認してみましょう。前ページにある簡単な「糖化度チェックリスト」を試してみてください。10個のうち5個以上当てはまったら要注意です。

じつはこのＡＧＥs、食べ物自体にも含まれています。ホットケーキや唐揚げの茶色は、タンパク質と糖質が熱によって結合し、メイラード反応を起こして生じたものです。

ですから、何を食べるかを含めた食生活そのものを見直す必要があります。Ｐ116から糖化を遠ざける「食べ方」のコツを紹介していくので、実践してみてください。

体内糖化度は、見た目年齢に相関するという事実も、研究によって明らかになっています。ＡＧＥsを溜めにくい生活習慣を心がければ、10年後、20年後の若々しさが大きく変わってくるはず。

体内糖化度についてより詳しく知りたい人は、クリニックで行われている体内糖化度テストを受けてみるのもおすすめです。

糖化で変性すると肌内部はこうなる!

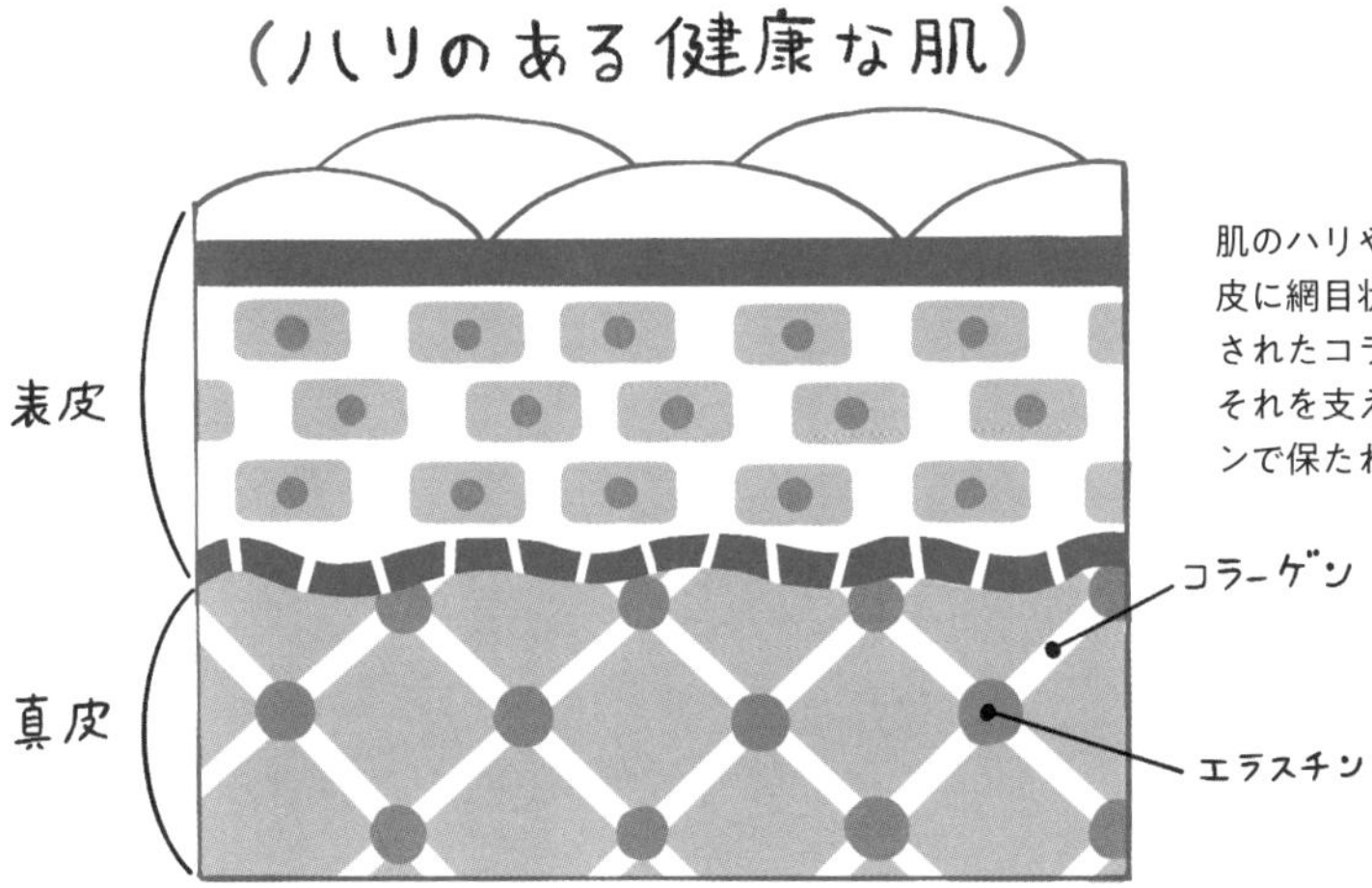

肌のハリや弾力は、真皮に網目状に張り巡らされたコラーゲンと、それを支えるエラスチンで保たれています。

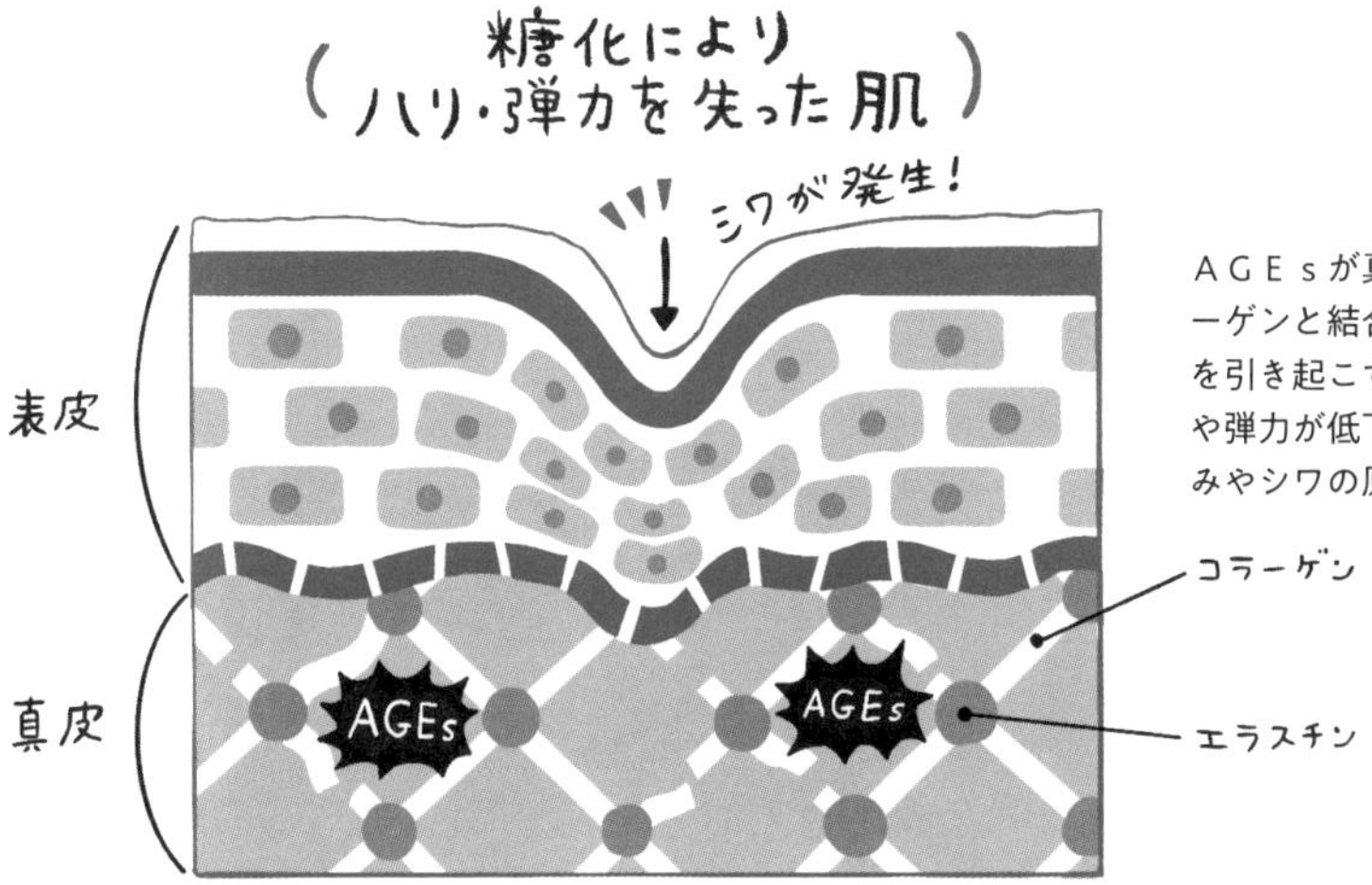

ＡＧＥｓが真皮のコラーゲンと結合して変性を引き起こすと、ハリや弾力が低下し、たるみやシワの原因に。

BREAKFAST

糖化を遠ざける『食べ方』、5つのコツ

1 そもそも朝食を食べることは糖化リスクを抑えることに

まず糖化を防ぐには、朝食を欠かさずに食べることが大切になります。

朝食を抜くと低血糖の状態になり、血糖上昇ホルモンが分泌されます。その状態で昼食を食べると、今度は血糖値スパイクを引き起こして血糖値が急激に上昇します。こうした**血糖値の急上昇は糖化反応を起こして、AGEsを生み出してしまう**のです。

また、朝食をしっかり食べると1日の消費カロリーが上昇することがわかっています。裏を返せば1日の摂取カロリーが同じでも、朝食を抜くと体重が増加しやすくなるということなのです。

さらに、朝食を食べないと、昼以降の食事時間が不規則になりがちです。すると**体内時計が狂って生活が夜型に傾き、自律神経のバランスも乱れやすくなります。**

自律神経が乱れると睡眠不足になったり、睡眠の質が下がったりして、ターンオーバーが乱れ、糖化によるダメージとあわせて肌にも悪影響が出てしまいます。

また夜遅くまで起きているとお腹が空いて、過食を起こしやすくなり、肥満の原因となります。

朝食を抜くと、これだけの悪影響を及ぼすわけ

朝食の有無とランチ後の血糖上昇のグラフ

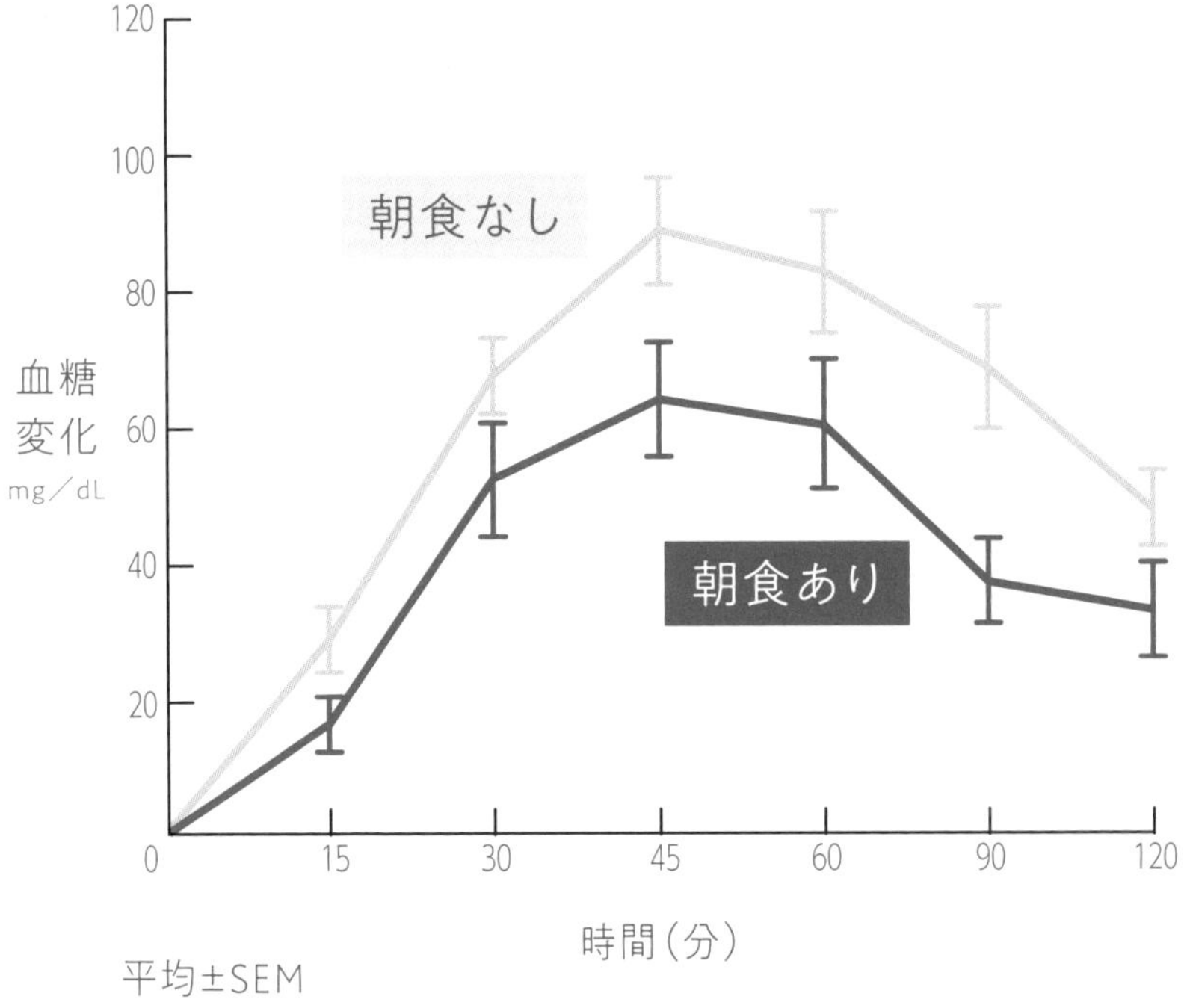

ですから、美肌と健康のために、朝食の習慣がどれほど大切かがわかりますよね。

ある研究によれば、朝食をしっかり食べるほど昼以降の血糖値が安定して、血糖値スパイクが起こりにくくなることもわかっています。

できれば、高タンパクな朝食メニューがおすすめ。タンパク質は食欲を抑えてくれるので、ダイエットにも効果的です。

食材としては、栄養価の高い卵やヨーグルト、納豆などが便利です。成人女性のタンパク質の1日の摂取目安である50gを目指してみてください。

2 いただきます！は「野菜から」

よく、太らない食べ方として、先にサラダなどの野菜から食べる食事法が推奨されています。これは**ベジファースト**と呼ばれ、糖尿病の治療にも取り入れられている医学的にも有効な食事法です。

食べ物の栄養素は、それぞれに消化吸収の速度が異なります。糖質は消化吸収が早いため、**糖質から食べると食後の血糖値が急上昇します**。一方、食物繊維は消化吸収に時間がかかるため、先に食べることでその後の糖質の吸収速度を緩やかにして血糖値を上げにくくしてくれるのです。

いきなり丼物やうどんなどで糖質を多く含む炭水化物をたくさん摂ったり、朝食を抜いて昼食でどか食いしたりすると血糖値スパイクが起こり、急上昇した血糖値を下げるために膵臓からインスリンホルモンが大量に分泌されます。

このインスリンホルモンは、血中の余った糖を中性脂肪として脂肪細胞の中に取り込み、血糖値を正常に保つ働きをしています。しかし変換された脂肪は体に溜め込まれてしまうため、血糖値スパイクで血中に糖を余らせると肥満を招いてしまうのです。

さらに血糖値スパイクで余った糖は体内のタンパク質とも結びついて、ＡＧＥｓを生み出します。ＡＧＥｓは、肌や血管など全身のタンパク質に蓄積して劣化させ、体の内外から老化を誘発して、様々な病気を引き起こしてしまいます。

こうしたことから、肥満や糖化といった恐ろしい反応を防ぐために、**ベジファーストで食後の血糖値を急上昇させないことが大切になります**。

血糖値スパイクは、お米以外にスイーツや清涼飲料水などでも起こるため注意が必要です。

またベジファーストを心がけることで、野菜を

糖化を防ぐ定食の食べ順

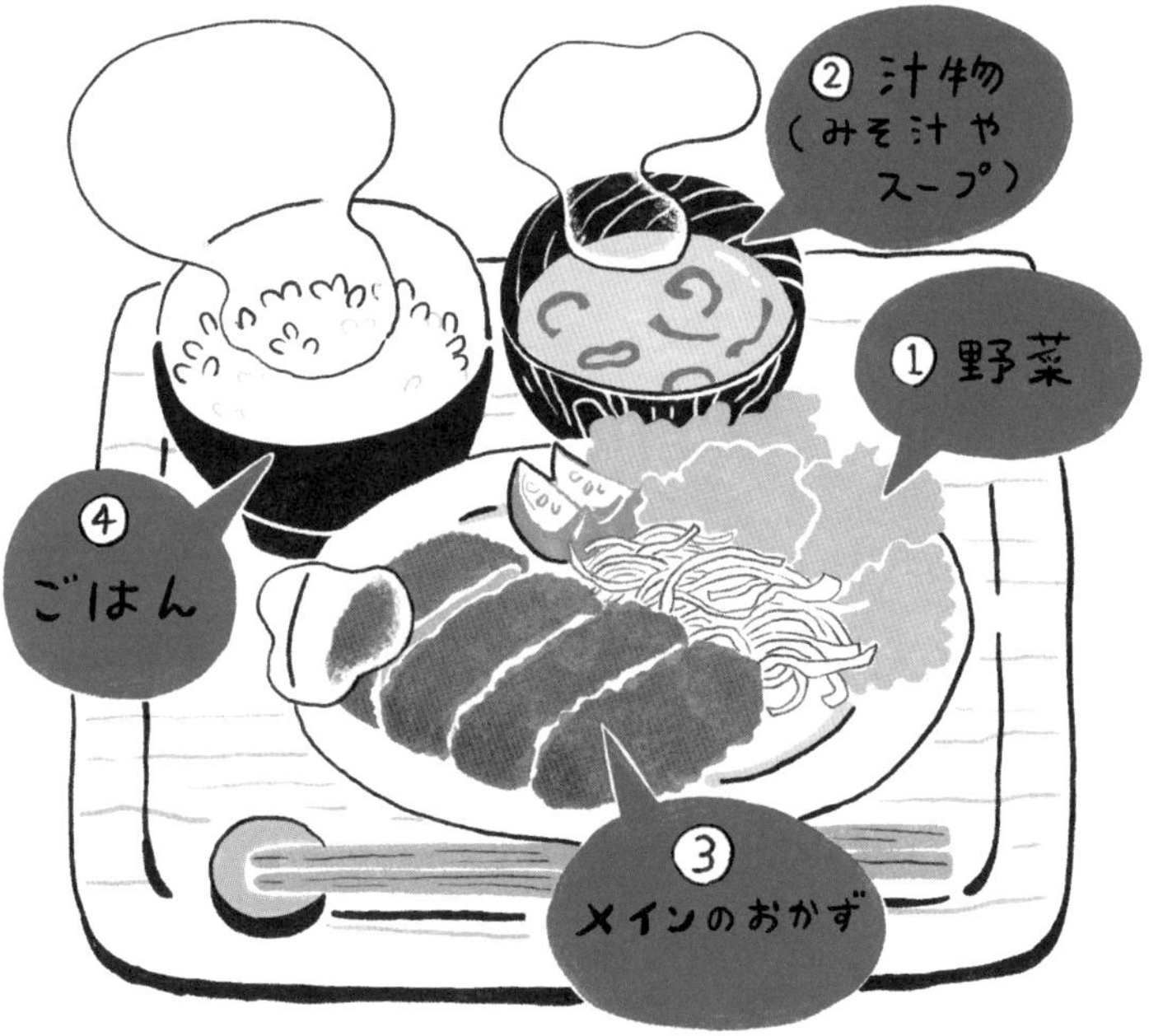
②汁物
（みそ汁や
スープ）
①野菜
④
ごはん
③
メインのおかず

定食なら、①付け合わせ野菜→②汁物（味噌汁）→③メインのおかず→④ごはんという順番が正解。ただし、白米だけで食べるのは現実的ではないので、②まで進んだら、おかずとごはんは交互に食べても問題ありません。

食べる習慣にもつながり、腸内環境を整えるなど健康維持に役立ちます。

例えばとんかつにキャベツの千切りを添えるだけで、いくつもの健康効果を得ることができます。

ベビーリーフやブロッコリースプラウトといった栄養価が高く、手間いらずな野菜もおすすめです。

血糖値の上昇を緩やかにする食材として、きのこや海藻類も有効です。ぜひ、積極的に取り入れてみてください。

3 炭水化物はホールフードを選ぶ。おすすめはオートミール

糖化や肥満を防ぐためには、血糖値の急上昇を起こしにくい食生活を送ることがカギになります。その方法として前項ではベジファーストを紹介しましたが、もう一つ、**GI値の低い炭水化物食品を選ぶ**のも有効です。

GI値とは、Glycemic Indexの略で、ブドウ糖を100としたときにどれくらい血糖値が上がるかの相対的な指標。食品ごとの糖質の吸収度合いを教えてくれる数値なのです。具体的な食品でいえば、うどんよりそば、白米より玄米の方が、GI値が低いことがわかっています。これは、蕎麦や玄米の方が精製レベルが低く、もみ殻がついたままなので、消化吸収に時間がかかるためです。

こうした精製加工されていない、栄養素を丸ごと摂れる食品は〝ホールフード〟と呼ばれ、昨今注目されています。精製されていない分、栄養価も高く、健康効果の高い食材なのです。

ホールフードは、穀物系であれば、そばや玄米、全粒粉のパンなど、茶色い食品に多いと覚えておきましょう。

私がよく食べるのが、**ホールフードで低GIのオートミール**。前の晩からミルクなどにつけてオーバーナイトさせ、朝柔らかくなった状態でヨーグルトやフルーツをのせて食べています。

オートミールは、近年日本でブームになりつつあり、様々な食べ方が知られるようになりました。**水溶性食物繊維が豊富で、便秘改善や悪玉コレステロールの排出など、非常に高い健康効果が期待**できるおすすめの食材です。

と、ここまでGI値のお話をしてきましたが、GI値が参考になるのはじつは炭水化物だけ。タ

高GI値ほど食後の血糖値が急激にアップ

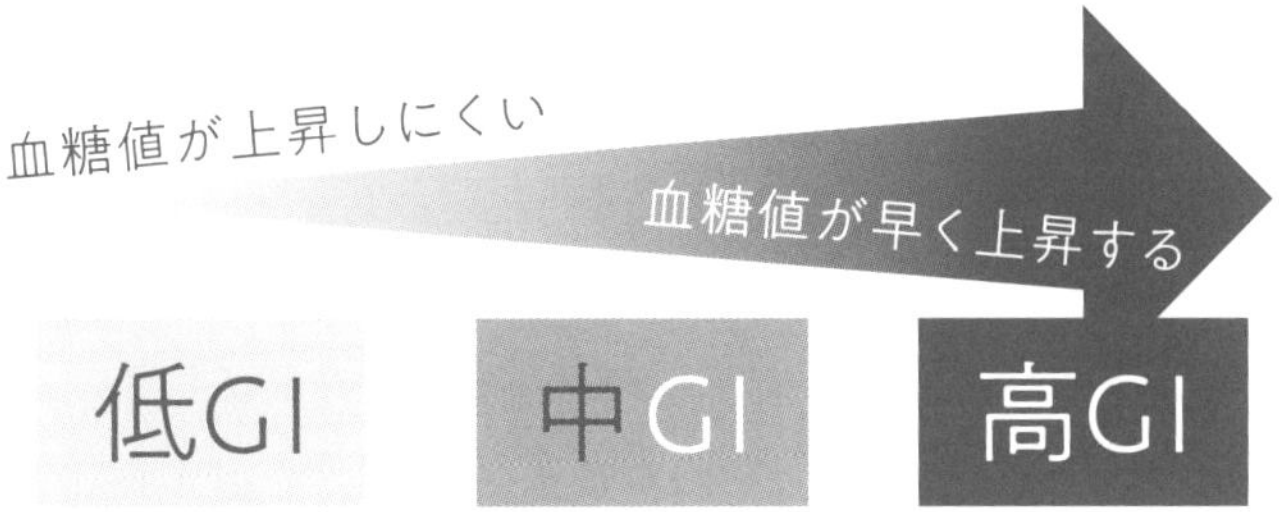
血糖値が上昇しにくい
血糖値が早く上昇する
低GI
中GI
高GI

低GI	中GI	高GI
玄米、サツマイモ、 ライ麦パン オートミール、そば	うどん パスタ	食パン 精白米 コーンフレーク

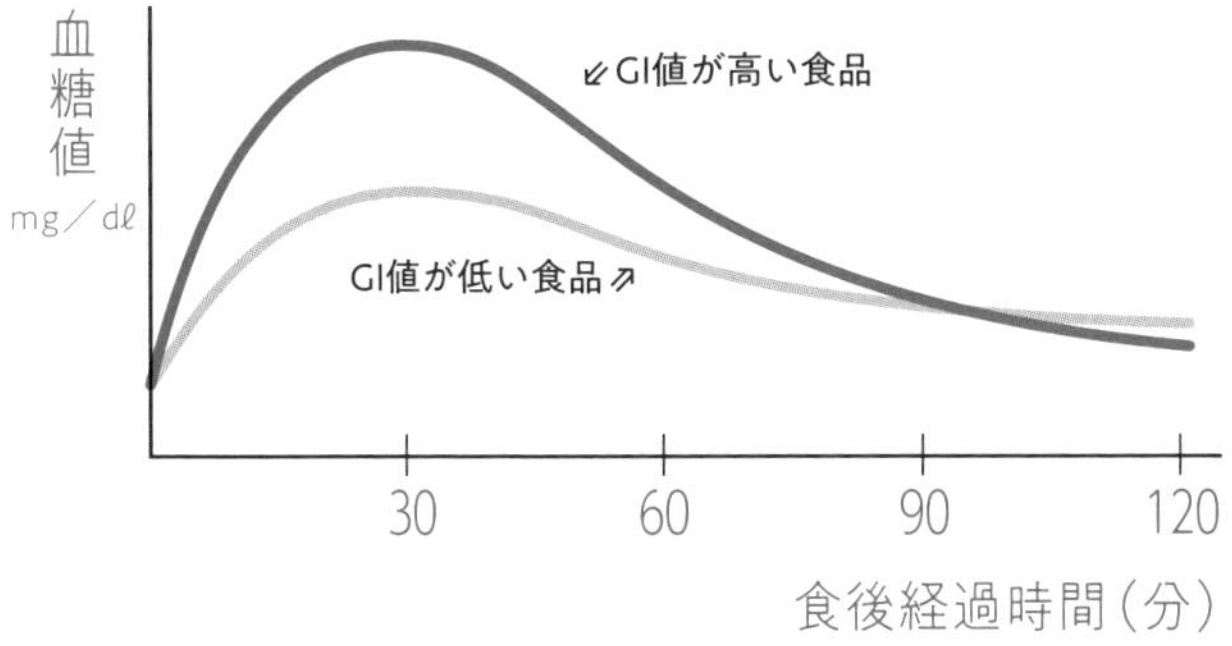

GI値と血糖値上昇の関係

高ＧＩ食品は食後すぐに血糖値が急上昇するのに比べ、低ＧＩ食品は30分かけて緩やかに上昇しています。

ンパク質食品などは、ＧＩ値が低くてもインスリンホルモンはそこそこ分泌されるため、ＧＩ値にこだわりすぎるのも危険です。炭水化物以外は、どちらかを選べる状況になったら、参考にしてみる程度でよいでしょう。

　また、冷やごはんやサツマイモなど、血糖上昇が起こりにくいデンプン＝レジスタントスターチも活用したい食材。レジスタントスターチは腸内細菌のエサにもなる「プレバイオティクス」としての一面を持っていて、非常に優秀な食品です。

　炭水化物は、量だけでなく質も大事だということですね。

4 レモン汁や酢、ちょい足しスパイスなどを取り入れる

老化物質AGEsは、体内に取り込んだ糖と体内のタンパク質が結びついて生まれるとお伝えしてきましたが、じつは調理法によって食べ物自体にもAGEsが含まれている場合が多くあります。

わかりやすいのが、ホットケーキや唐揚げ。調理工程でタンパク質と糖質が熱によって結合し、メイラード反応を起こして老化物質のAGEsが発生します。**焦げ目をつけて焼く、揚げるといった強い加熱でAGEsは大量に作られるのです。**

ですからAGEsを多く含む食品はできるだけ避けて……と言いたいところですが、AGEsを含む食べ物ほど、香ばしくて美味しいもの。普通に生活している限り、AGEsを完全に避けることはかなり難しいといえるでしょう。

そこで取り入れてほしいのが、**糖化を抑制してくれる抗糖化食材です。**クエン酸を含んだレモン、酢酸が豊富な酢、パプリカパウダーやローズマリー、タイム、シナモンパウダーなどのスパイスが身近で代表的な食材です。

唐揚げなどのAGEsの多い食べ物でもレモン汁をひとふりするだけで、糖化を軽減できます。お肉のソテーにパプリカスパイスをふりかけたり、トーストにシナモンをふりかけたりと、スパイスも糖化ケアに有効な食材なので活用しましょう。

個人的に気に入っている抗糖化食材は、食前酢。水や炭酸で割ると飲みやすくおすすめ。私は料理を作りながら食前に飲んでいます。

そのほか、抗酸化成分のカテキンを多く含む緑茶も有効。カテキンには抗糖化作用もあるのです。普通デザートなど、甘いものを食べるときに一緒に飲むと、効果が期待できます。

5 ゆっくり・よく噛んで食べる

血糖値スパイクを引き起こす、思わぬ落とし穴が早食いです。

例えば、ランチで時間がないからといって、いきなり丼物をかき込むのは血糖値にとって最悪の状況を引き起こします。糖質を多く含む炭水化物などの食べ物を、短時間で急激に体内に取り込むことで消化吸収が一気に行われ、血糖値が急上昇してしまうのです。こうした早食いは、糖化や肥満を招くだけでなく、糖尿病のリスクも格段に上げてしまうことになります。

しかしこれは、**食べる速度をゆっくりにするだけで、糖質の摂取量が同じでも血糖値の上昇を抑えられる**ということでもあります。できれば懐石料理のように一品ずつ噛み締めて丁寧に食べて、と言いたいところですが、忙しい日常でそれはあまり現実的ではありませんね。

ですからまずは、よく噛んで食べることを意識してください。早食いの人は、ほとんど噛まないまま食べ物を飲み込んでいるため、噛む癖をつけることで、早食いが抑制できるようになります。咀嚼回数は、**ひと口30回**が推奨されていますので、目安にしてみてください。

ゆっくり噛んで食べると、脳の満腹中枢が刺激されて食欲が抑制され、食べすぎを防いだり、消化酵素がしっかり分泌されて胃腸の働きを助けたり、と様々なメリットを得ることもできます。

また、大皿料理から小皿へ分けながら食べる、スプーンではなくお箸で食べる、箸をこまめに置きながら食べる、といった食べ方の工夫も早食いの抑制に役立ちます。

ＡＧＥｓを防ぐ工夫としては、もっとも簡単な方法ですからぜひ実践してみてくださいね。

BREAKFAST

目玉焼きより、スクランブルエッグ！調理法で変わる糖化リスク

食べ物のAGEs含有量は、調理法によって大きく変わってきます。鶏肉料理を例に挙げた場合、水炊きを1とすると焼き鳥は6倍、唐揚げは10倍ものAGEsが含まれていることがわかっています。

次のページでは、調理法ごとのAGEsの変化を紹介していますので参照してみてください。生→蒸す→ゆでる→焼く→揚げる、の順でAGEsの含有量が多くなると覚えておきましょう。

以上のことから同じ食材を食べるにしても、できるだけ糖化リスクの少ない調理法を選ぶことが肝心になります。

例えば、朝食で食べる卵料理でも、高温で焼く目玉焼きより、低温調理で作るスクランブルエッグの方が糖化ストレスはぐっと下がります。そのほか、ゆで卵もおすすめです。

パンであれば、バタートーストより生のままのほうがいいですし、ソーセージならソテーよりボイルです。シリアル系なら、砂糖でコーティングしてオーブンで焼くグラノーラより、オートミールやミューズリーを選ぶべきでしょう。

また、食材そのものより、消化吸収の速度を高めてしまう調理法に気をつける必要があります。例えばフルーツスムージー。液体にすることでフルーツに含まれる糖分の消化吸収が早まり、フルーツをそのまま食べるよりも、血糖値の上昇が促

知っておきたい、AGEsが増える調理法って？

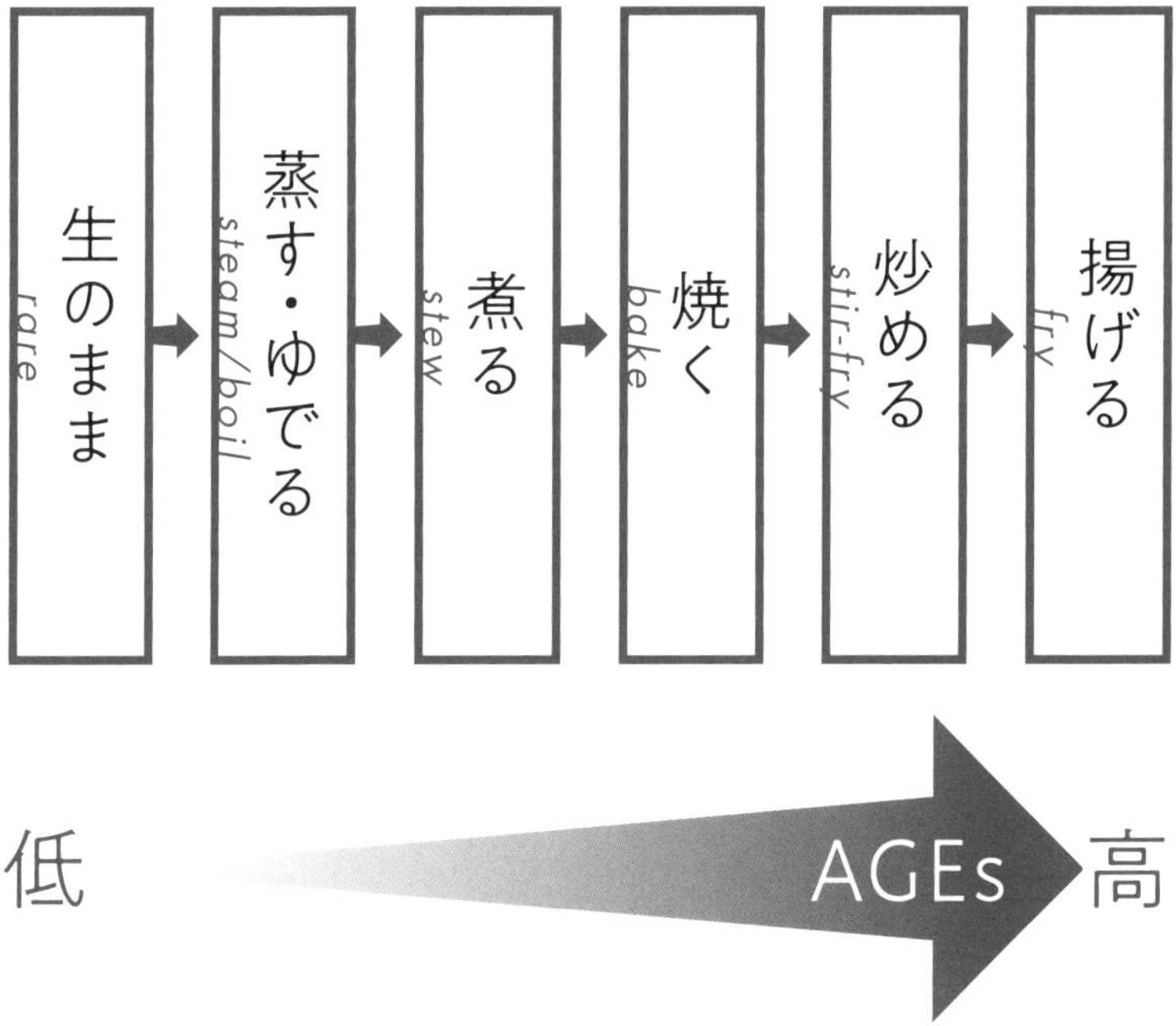

進されてしまうのです。

ですからフルーツであれば、生のまま食べたほうが健康にはよいということになります。

このように食材や調理法に関する正しい知識を持つことで、意図的に糖化ストレスの少ない食事を選択できるようになります。

長い目で見れば、こうした日々の食生活での工夫が老化度や健康度に大きな違いをもたらすことになるため、この機会にしっかり身につけておきましょう。

BREAKFAST

糖化ケアにベストな朝ごはん、オーバーナイトオーツ

欧米では、定番の食材であるオートミール。糖質を多く含む炭水化物でありながら、低GIで栄養価も高く、食物繊維も豊富……と、美肌と健康の心強い味方になってくれる食材です。

そうした効果から、最近では日本でも注目を集め、多くの人が朝食に取り入れるようになりました。

実際、私もオートミールが気に入って頻繁に朝食のレパートリーに取り入れています。

そこでおすすめしたいのが、オーバーナイトオーツです。オートミールを前の晩からミルクなどの水分につけておく方法で、翌朝にはふやけて柔らかくなっています。食べやすさはもちろんですが、栄養素がより体にいい成分に変化するのも魅力のひとつ。

一晩水分につけておくことでデンプンが分解され、消化しやすくなって胃腸への負担が減ったり、**血糖値の上昇が起こりにくいデンプンである「レジスタントスターチ」が増えて太りにくくなった**り、といったメリットです。

手間いらずで、美容健康にもいいので、ぜひ朝食に取り入れてみてください。ただし飽きてしまうと続かないので、アレンジも大切になります。

次のページで抹茶やココア、フルーツなど食べやすいバリエーションをいくつか紹介しているので、ぜひ参考にしてみてください。

＼糖化対策にベストなおくすり朝ごはん!!!

オーバーナイト オーツ

Over night oats

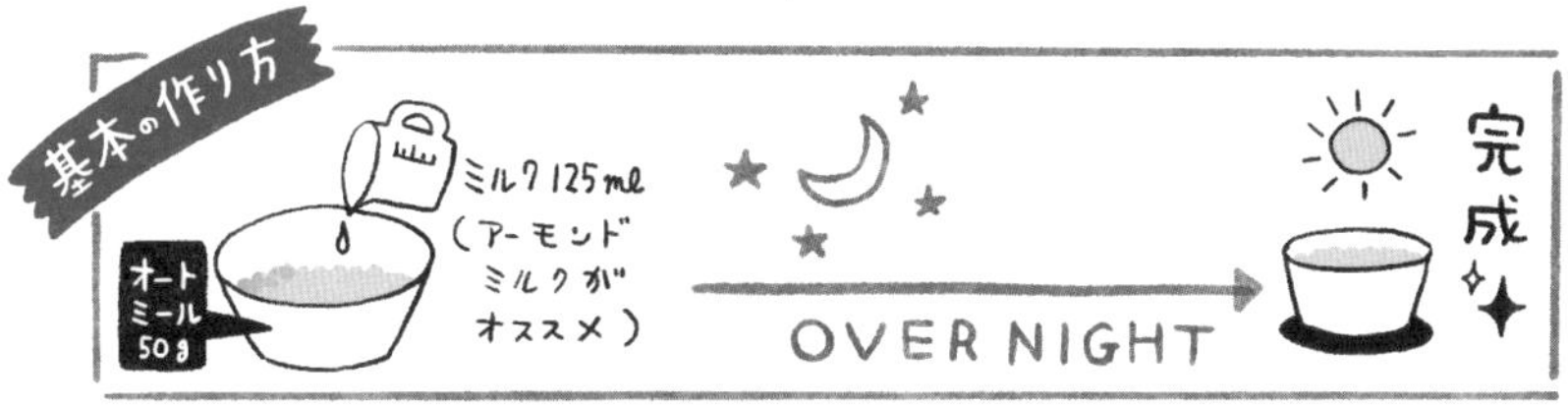

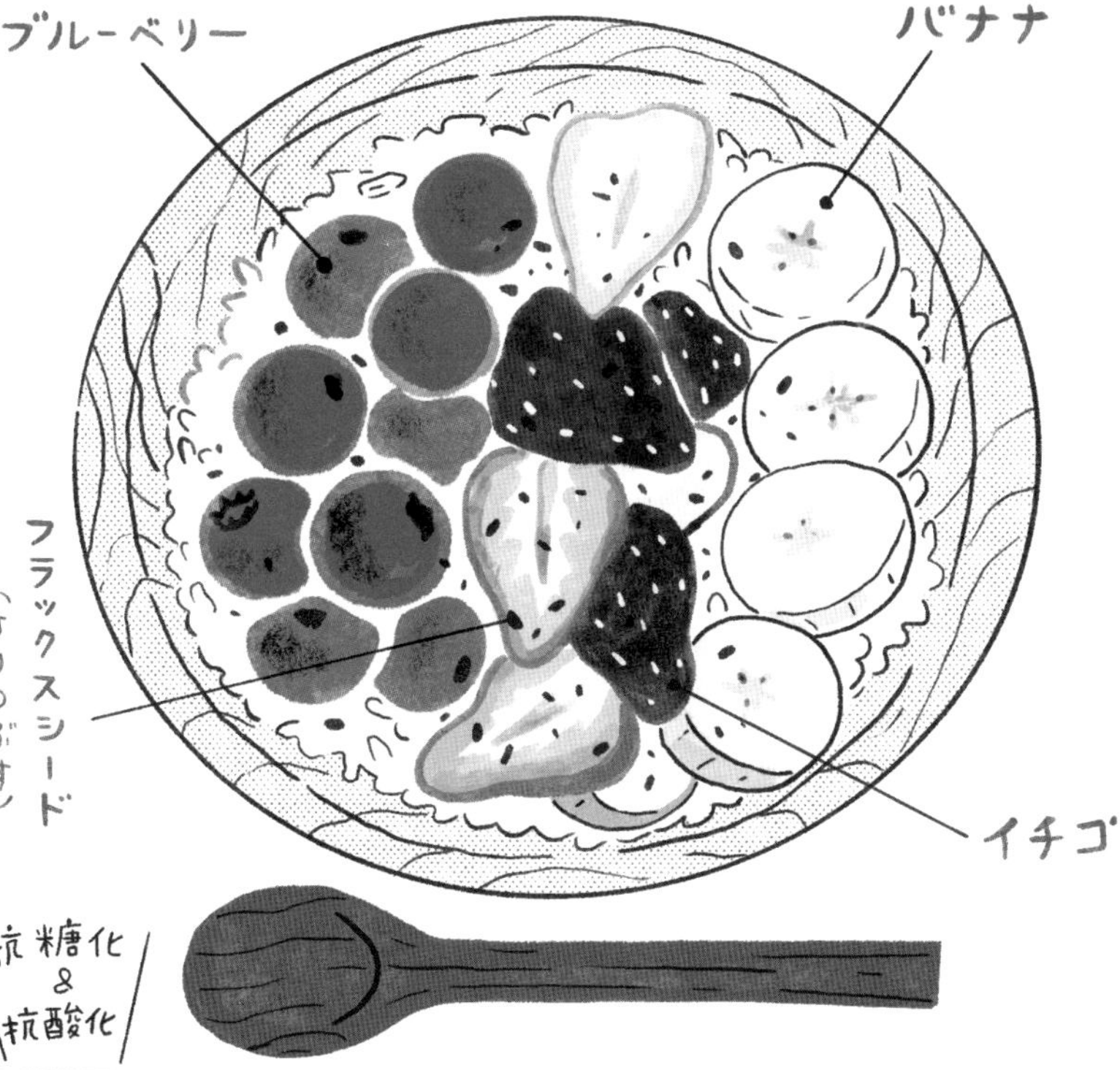

＼抗糖化 & 抗酸化／

その他おすすめのトッピングの組み合わせ

抹茶＋デーツ＋バナナ＋アーモンドバター＋くるみ
＝大人テイスト

抹茶＋イチゴ＋ココナッツ＋カカオニブ（ベースをココナッツミルク）
＝トロピカル

LIFE STYLE

運動しなきゃと身構えなくてOK
少しの工夫で糖化は防げる

健康のためには、適度な運動習慣が推奨されていますが、これは糖化ケアにも大きな効果があります。ある研究では、アスリートの人と運動習慣のない同年齢の人で、体内に蓄積されたＡＧＥｓの量を調べたところ、21％の差があったという報告もされています。

また適度な運動は、糖化ケアだけでなく、酸化ストレスや血管の病気の予防にも効果があり、エイジングケアに欠かせません。ある研究では、下半身の筋肉から分泌されるマイオネクチンという美肌ホルモンが、顔の皮膚のメラニン生成を抑えてシミを予防してくれることもわかっています。

とはいえ運動習慣のない人が、いきなり週に何度もジムに通うのはなかなか難しいですよね。じつはそこまで無理をしなくても、日常の中でできる軽い運動で十分に効果を得ることができます。

とくに**糖化対策に効果的なのが食後の運動**です。これはおもに、糖化が食後の高血糖によって引き起こされるため。食後に軽く体を動かすことで、血糖値の上昇を緩やかにできるのです。

実際、食後に階段を使ったステップ運動を3分間行っただけで血糖値の下がり方が早くなったという報告もあります。

血糖値が上がるランチ後に眠気覚ましで階段を使ったり、夕食後にソファで寛ぐのを我慢してすぐにお皿洗いやお風呂洗いをしたり、といった生

少しの工夫で食後の「軽い運動」はこんなに！

家の中で

●毎食後、ダイニングテーブルやソファでダラダラしたい気持ちをグッと抑えて、すぐに食器洗いに取り掛かる

●朝の掃除・洗濯は朝食後すぐに取り掛かると決めてしまう

●小さいお子さんがいる方は、保育園や幼稚園への送り迎えだって立派な運動。可能な範囲で車ではなく自転車や徒歩にしてみては

●食後、歩いて食材の買い出しに行けば運動になる上、満腹で余計なもの（お菓子など含めて）を買わずに済んで一石二鳥

外出先やオフィスで

●朝の通勤時は、混んでいるエスカレーターはスルーして、颯爽と階段を登る

●電車の中も立ったまま過ごす。たまに、つり革につかまらず足に力を入れて立ってみる。立つと決めれば、座れないことへのストレスからもフリーに

●ランチ後、オフィスに戻る時にはできるだけエレベーターではなく階段を使ってみる

●信号待ちのタイミングで「かかとの上げ下ろし（P.133）」をする

活の中でできる簡単な運動でも十分効果があるのです。

ちなみに私の朝のルーティンは「朝食↓息子が教育番組を見ている間に皿洗い、掃除機かけ、洗濯↓保育園へ送る↓仕事の支度」というように、朝の家事が軽い運動になっています。

運動＝ジムに行かなくてはいけない、という固定観念は一旦捨て、食後に軽く体を動かすという意識を持つことで習慣にしやすくなるはずです。

イヤイヤ家事をやるよりも、美しさにつながる！　と思いながら行えば、自然とやる気も出てきますよね。

LIFE STYLE

睡眠をしっかりとれば糖化も防げる理由

十分な睡眠が美しい肌に欠かせない条件であるとすでに何度もお伝えしてきましたが、睡眠は糖化ケアの面からも軽視できないもの。

私たちが寝ている間に分泌される睡眠ホルモンのメラトニンは、老化物質のＡＧＥｓを分解する「抗糖化ホルモン」としての役割も果たしているためです。

メラトニンの分泌は、体内時計がコントロールしていて、朝日を浴びて体内時計がリセットされると、その14～16時間後にメラトニンが分泌されるようになっています。そして心身をリラックスさせ、熟睡へ導いてくれます。もっとも多く分泌されるのは睡眠中なので、十分なメラトニンの分泌には質の高い眠りをとることが大切です。

もし寝不足などでメラトニンの分泌が不足すると、食後に血糖値スパイクを起こしやすくなります。食後に強い眠気やだるさが起こったら要注意。血糖値スパイクが起きている証拠です。

さらに寝不足は、血糖値を下げる働きのあるインスリンの抵抗性を高めて効果を低下させるため、糖化ストレスはさらに促されます。こうなると、体内でたくさんのＡＧＥｓが作られて肥満や糖尿病のリスクも上昇してしまうのです。

夜遅い時間の食事や適量以上の飲酒は、睡眠の質を下げるため、できるだけ避けてください。夜更かしや朝ごはんを抜くなど、体内時計を狂わせ

寝不足による血糖値スパイクと糖化

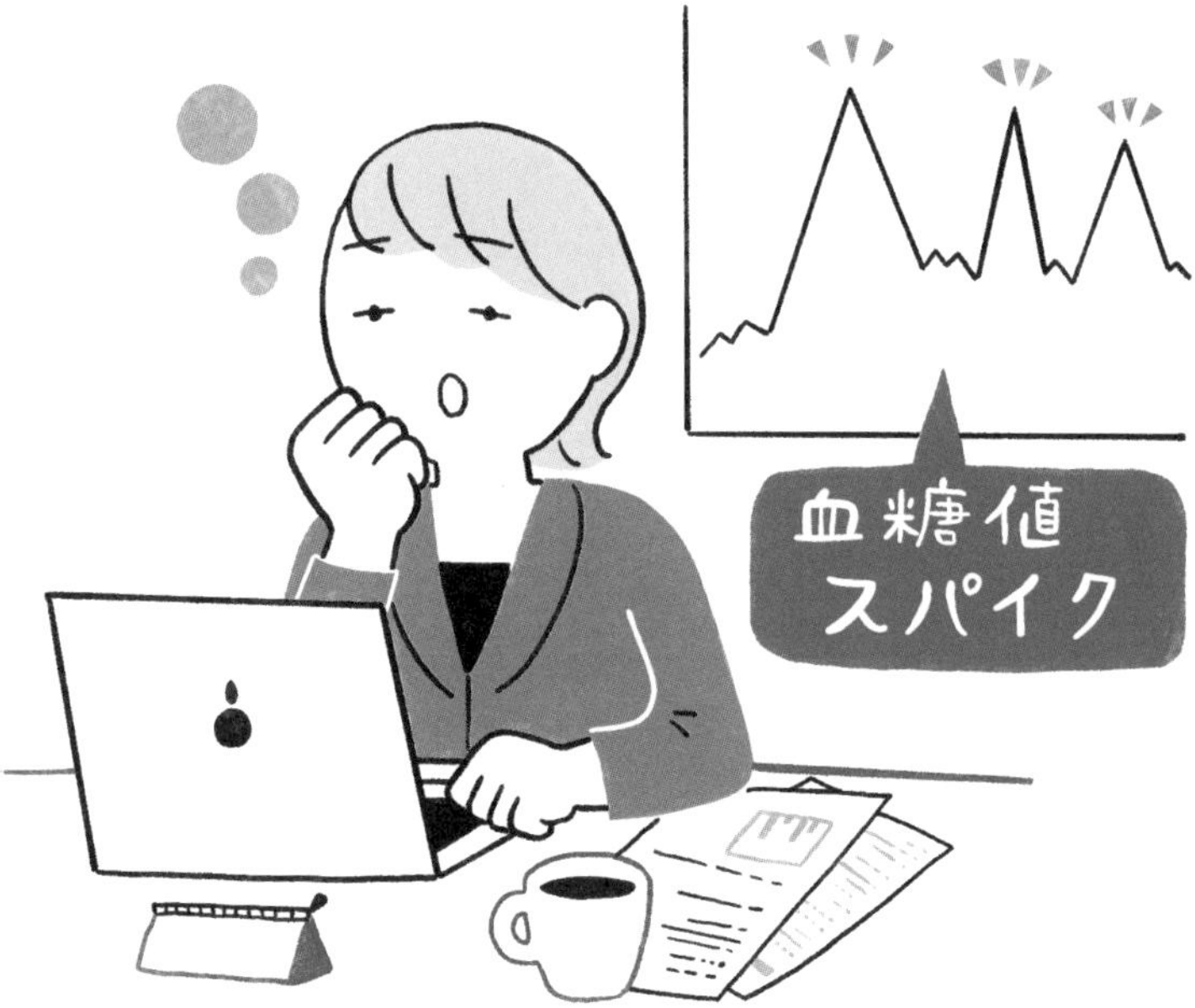

寝不足でメラトニンホルモンの分泌が不十分になると、翌日血糖値スパイクを起こしやすくなります。血糖値が上昇しやすい食後などは、軽い運動や抗酸化作用のあるコーヒーを飲むなどして糖化ケアを心がけて。

る生活習慣も睡眠の質を下げる原因になるため、注意が必要です。

また、寝る前にスマホの強い光を見ると脳が朝と勘違いしてメラトニンがうまく分泌されなくなってしまうため、できるだけスマホは寝室に持ち込まないようにしましょう。

3食の食事時間や起床、就寝の時間を含めて規則正しい生活を送り、体内時計を整えるよう心がけることが、メラトニンを十分に分泌させる秘訣です。糖化を防いで美しい肌と健康的な体を維持するためにも、十分な睡眠を心がけてください。

CHECK!

皮膚だけでは片手落ち。たるみを食い止めるための「骨のケア」

肌のたるみは、加齢や紫外線ダメージ、老化物質ＡＧＥｓの蓄積によるコラーゲンの量や質の低下が原因になっているとお伝えしてきました。

じつは、肌のたるみを引き起こす要因はもう一つあります。それが**骨や表情筋の萎縮**です。とくに骨は加齢などによって徐々に萎縮するため、その分皮膚が余ってたるんでしまうのです。

女性は、閉経すると女性ホルモンの分泌が減少して骨が弱りやすく、骨の萎縮が一気に進んでたるみを引き起こすため、骨のケアが大切になります。そこで**ポイントになるのが、運動と食事**です。

骨というのは、分解と合成を繰り返しながら常に生まれ変わっていて、運動などによってかかとに衝撃が加わることで骨が刺激され、合成が促されます。ですから、適度な運動習慣が欠かせません。

あわせて、骨のもとなるカルシウムや骨の合成をサポートするビタミンＤなどの栄養素の補給も大切です。

運動習慣のない人や若い頃からダイエットを繰り返している人は、そうでない人に比べて、閉経後の骨粗鬆症のリスクが高まることもわかっています。

骨の健康状態は、若い頃からの生活習慣が大きく影響してきますので、気づいたときからケアしてあげることが大切。適度な運動とバランスのとれた食事を心がけましょう。

日常の合間にできるかかとの上げ下ろし

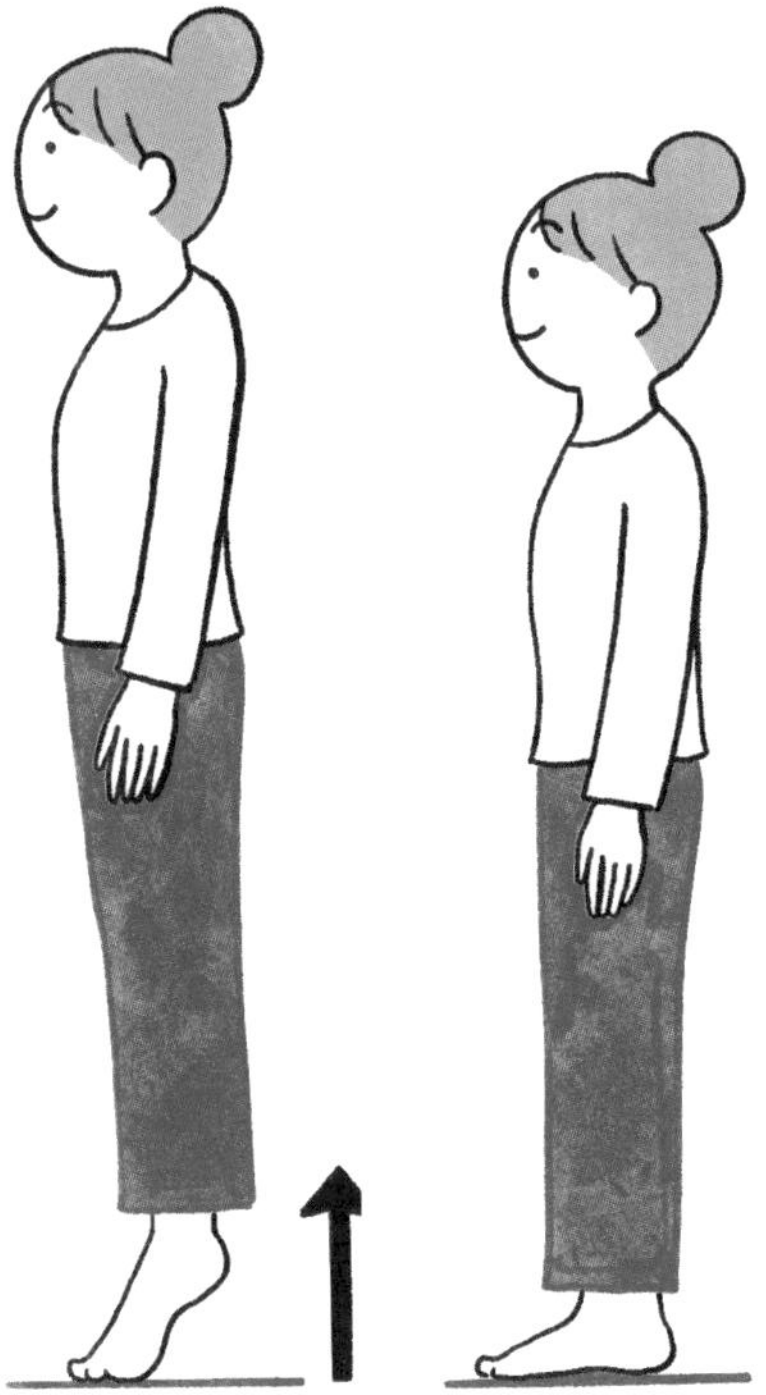

キッチンで

洗い物など、キッチンでの立ち仕事をしながら、ついでに骨を刺激。

歯磨きしながら

洗面所で歯を磨く2～3分の間もかかとの上げ下ろしに最適。

信号待ちの間に

外出中のちょっとした待ち時間も、骨を刺激して有効活用！

健康を維持するための適度な運動は、「20分以上を週3回行う」「1週間に60分以上行う」など諸説ありますが、効果の面では変わりありませんので、自分に適したやり方で行ってください。

骨への刺激という意味では、かかとの上げ下ろしだけでも十分効果があります。家事や歯磨きをしながらなど、ついでに行う習慣をつけてみましょう。

また、表情筋の衰えは、舌トレなどでも簡単にケアすることができるので、ぜひ習慣にしてみてください。

BREAKFAST

骨ケア視点のたるみ処方は、サーモンときのこのレンジ蒸し

顔のたるみを引き起こす、骨の萎縮。骨は毎日分解と合成を繰り返しているため、食事から十分な栄養を摂っておく必要があります。

とくに閉経後は、ホルモンバランスの変化によって骨の萎縮が進みやすいため注意が必要です。また、若いうちから無理なダイエットを繰り返して栄養の偏った食生活を送っていると、そのツケが閉経後に一気に回って骨がボロボロ、スカスカ……なんてことにもなりかねません。

そこで摂っておきたいのが、**骨の合成に欠かせないビタミンDとビタミンK**。ともにカルシウムを骨に沈着させて骨の合成をサポートする、とっても重要な栄養素です。

食材では、ビタミンDはサーモンやきのこに、ビタミンKは納豆に多く含まれています。「サーモンときのこのレンジ蒸し」は、サーモンときのこの2種からビタミンDをたっぷり補給できる骨強化メニュー。ルクエなどの容器を活用すれば簡単に作れます。

仕上げに、抗酸化作用のあるパプリカパウダーやブロッコリースプラウトを加えると糖化ケアにもなり、おすすめです。

サーモンに含まれるオメガ3脂肪酸は、保湿効果によって、ちりめんジワの予防に効果的。肌の水分量をアップさせる作用もあり、エイジングケアに欠かせない食材です。

＼骨ケア＆糖化ケア処方のおくすり朝ごはん／

サーモンときのこのレンジ蒸し

〈材料〉

Ⓐ
- サーモン一切れ（塩少々をふる）
- しめじ1/6株（30g）
- エリンギ中1本（40g）
- ミニトマト2個

- バター大さじ1弱（なくてもOK）
- 酒大さじ1/2
- ブロッコリースプラウト、パプリカパウダー、しょうゆ各適量

①
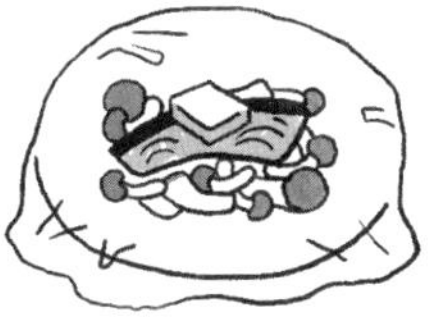
耐熱皿にⒶを並べ、バターをのせ酒をふりかけて600Wで3分チン！

②
ブロッコリースプラウトをのせ、しょうゆ、パプリカパウダーをふる
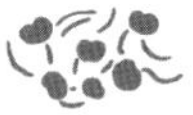

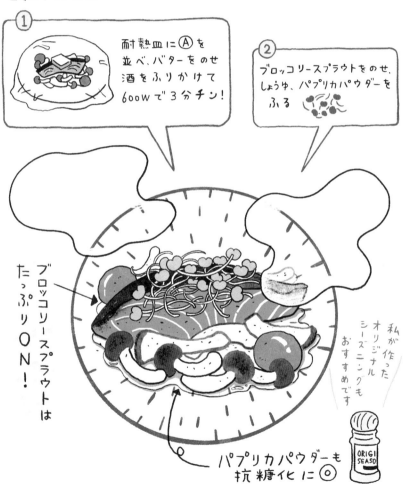

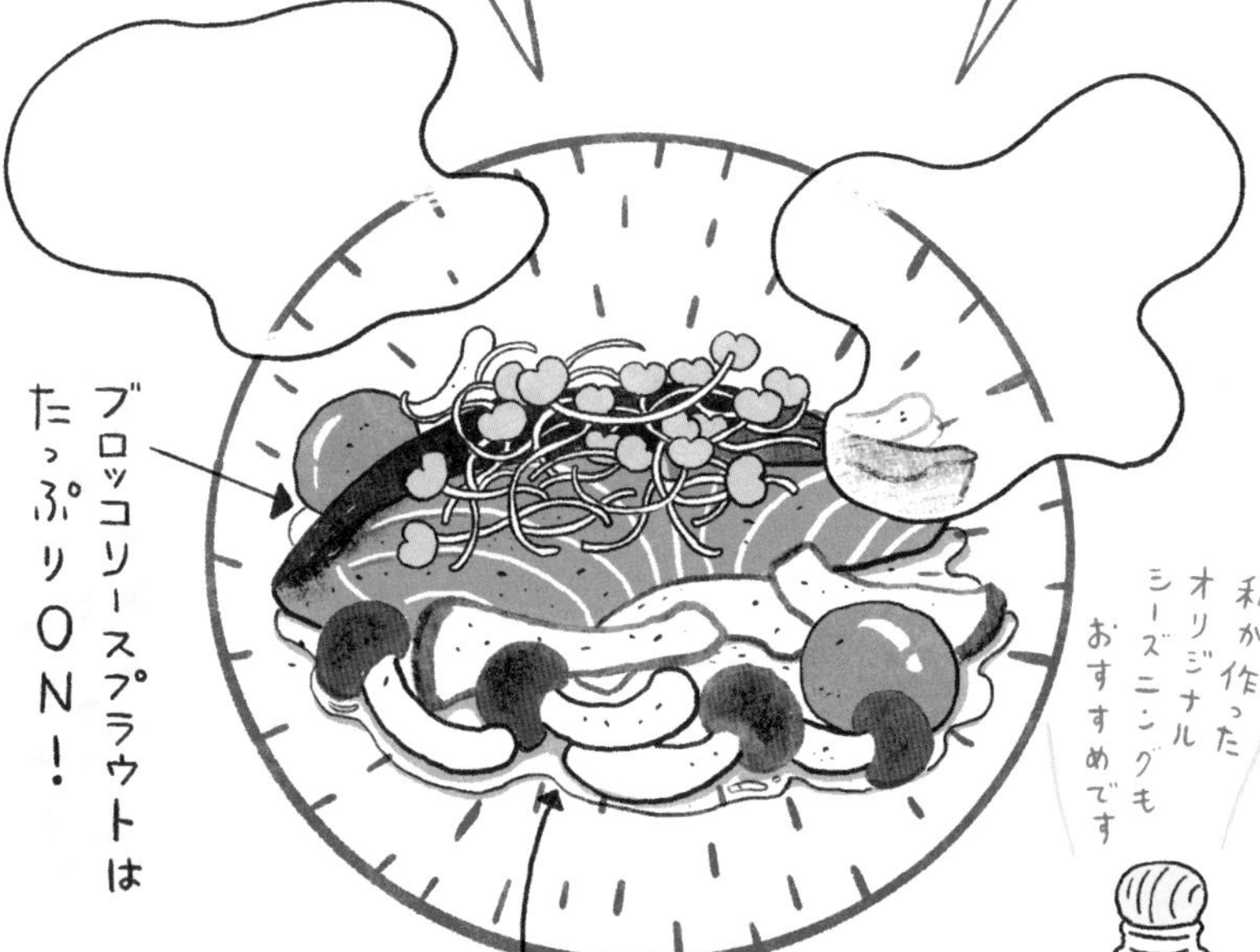
ブロッコリースプラウトはたっぷりON！
パプリカパウダーも抗糖化に◎
私が作ったオリジナルシーズニングもおすすめです

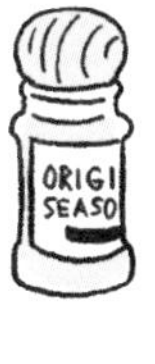
ORIGI
SEASO

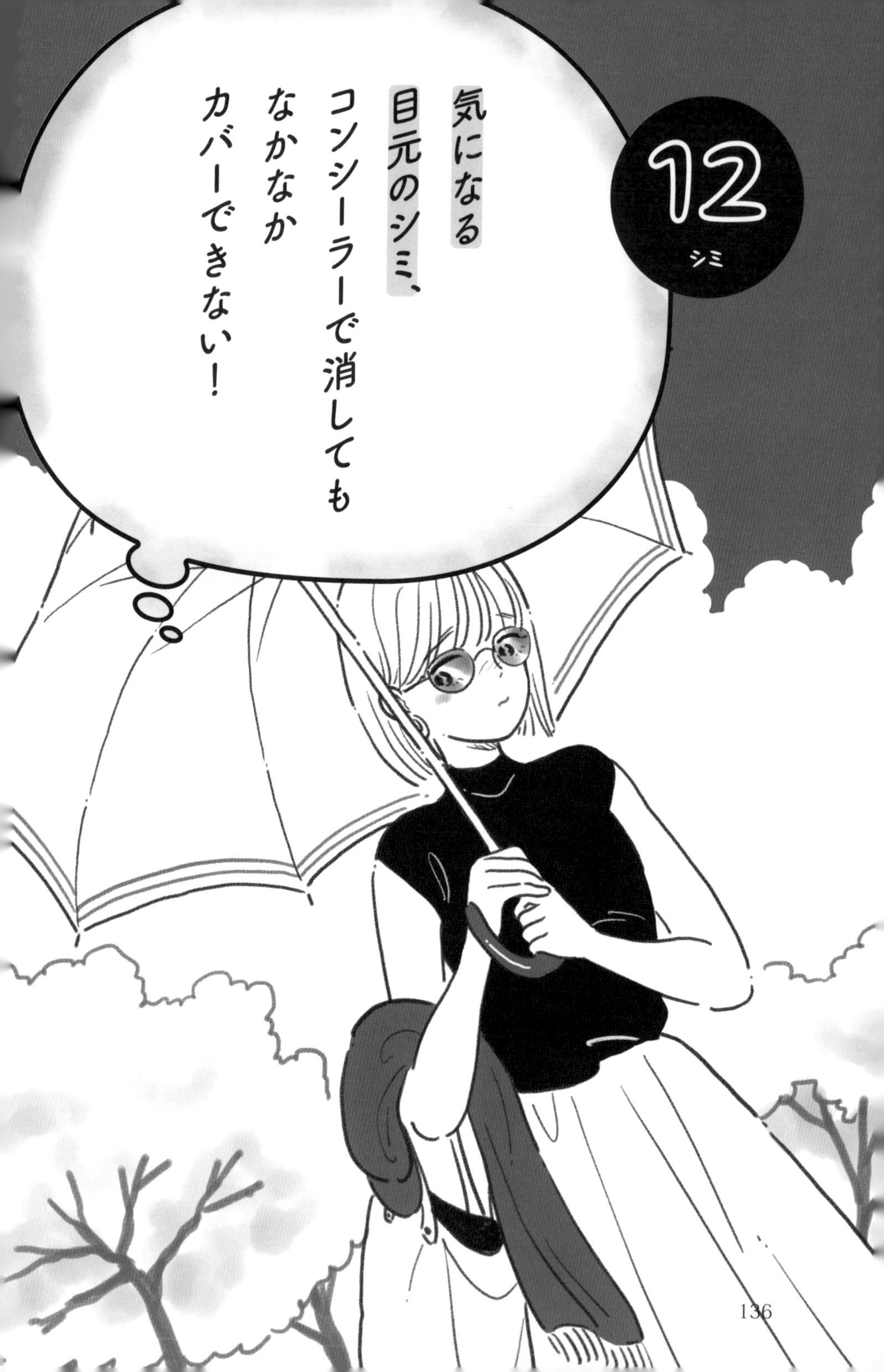
12
シミ
気になる
目元のシミ、
コンシーラーで消しても
なかなか
カバーできない！

「シミ」はどうして起こる?

- シミの4大タイプは「老人性色素斑」「雀卵斑(ソバカス)」「肝斑」「炎症後色素沈着」
- 原因は、種類により異なるので正しく知ることが大事(詳細はp139)
- 多くのシミは、紫外線ダメージや糖化ストレスで悪化する

CHECK!

あなたのシミは「何シミ」？ 正しく知って有効なケアを

シミが気になると、美白化粧品を試したくなるもの。店頭で見かけるのはビタミンC誘導体やアルブチン、トラネキサム酸配合のものなどです。

これらは**シミの予防には有効**ですが、**〝シミを消す〟効果は期待できません**。ですから、**シミは作らせないことが重要になります**。

シミには種類があり、できるメカニズムと予防法も異なるため、正しい知識が必要です。もしシミができてしまった場合は、まず皮膚科できちんと診断を受けましょう。早期の対応がカギです。

シミは大きく4つに分けられますが、もっとも多いのは「老人性色《しき》素《そ》斑《はん》」です。原因は、紫外線のUVB。表皮にダメージを与え、メラノサイトを刺激してシミの原因となるメラニンを蓄積させます。早い場合は20代から現れてきます。予防には何よりもUVケアが有効です。(P53参照)

もし、糖化による老化物質のAGEsが肌に蓄積していると、メラニンの排出がうまく行われなかったり、メラノサイトが刺激されたりして、シミができやすい状態になるため、注意が必要です。

シミの種類には、そのほか「雀卵《じゃくらん》斑《ぱん》(そばかす)」、「肝《かん》斑《ぱん》」、「炎症後色素沈着」があります(次ページ参照)。**どのシミも紫外線で悪化するため、やはりUVケアが必須でしょう**。そのほか、シミ対策には「美白化粧品での予防」「肌への摩擦軽減」「酸化・糖化ケア」なども欠かせません。

そのシミは何シミ？
種類を知れば正しくケアできる

シミは大きく分けて４種類。それぞれの原因や特徴、ケアを参照して、
自分のシミのタイプをチェックしてみましょう。

1 老人性色素斑

紫外線のＵＶＢが表皮にあるメラノサイトを刺激し、メラニンが蓄積されてできるシミ。次第に濃く大きくなっていくのが特徴で、若いうちからのケアが必要。ＡＧＥｓが蓄積した肌はできやすい。

CARE

予防はＵＶケア。美容皮膚科でのレーザー治療と美白剤の外用が有効。

2 そばかす

遺伝的要因によってできる、薄い茶色の小さな斑点状のシミ。基本的に予防することは難しい。幼少期から発現する場合が多く、頬、肩、腕、手、背部などを中心に全身にできる。紫外線によって悪化する。

CARE

悪化防止としてＵＶ対策が必須。レーザーやＩＰＬ（光治療）などで薄くすることは可能だが、完全に消すことは難しい。

3 肝斑

紫外線や女性ホルモンの影響やスキンケアによる摩擦など、様々な要因で生じるシミ。頬骨付近に左右対称にできる。再燃しやすい。最近では、マスクの摩擦によるマスク肝斑も増えている。

CARE

トラネキサム酸やビタミンＣの服用が有効。ＵＶケアも必須。摩擦をできるだけ起こさないスキンケアもポイント。

4 炎症後色素沈着

ニキビや虫さされ、アトピー、やけどなどの炎症で生まれたメラニンが色素沈着してできるシミ。時間とともに薄くなる。消えるまでの期間には差があり、３ヶ月から長い場合は２年かかる場合も。

CARE

ニキビは治療薬（ディフェリンなど）の継続が基本。ハイドロキノンやＩＰＬ、レーザー治療などによる医療施術も有効。

CHECK!

糖化を防げば、シミもできにくくなる理由

シミ対策には、UVケアが有効であることは常識ですが、糖化ケアも同じくらい重要であることは、まだあまり知られていません。

肌は紫外線を浴びると、肌細胞をダメージから守るための生体反応として、表皮の基底層にあるメラノサイトから、チロシナーゼという酵素を利用してメラニン色素を作ります（ニキビなどによる炎症でもメラニンは生成されます）。

メラニン色素はシミの原因となるため悪者として扱われがちですが、体を守っている重要な存在でもあります。

メラニン色素は、通常であればターンオーバーによる新陳代謝によって基底層から角質層へ押し上げられ、古くなった角質細胞と一緒に体外へ排出されるようになっています。

ところが、糖化反応によって生まれた老化物質のAGEsが蓄積した肌は、角質層のターンオーバーが滞りがちになり、メラニンがうまく排泄されずにシミとして蓄積されてしまいます。さらに、AGEs自体もメラノサイトを刺激して、メラニン色素の生成を促す働きがあるため、シミのリスクは倍増します。

また、紫外線による酸化ストレスはAGEsそのものも生み出してしまうため、肌の糖化も悪化してしまうのです。

つまり、**糖化ストレスの高い肌は、紫外線とA**

AGEsによって、シミの発現リスクが倍増！

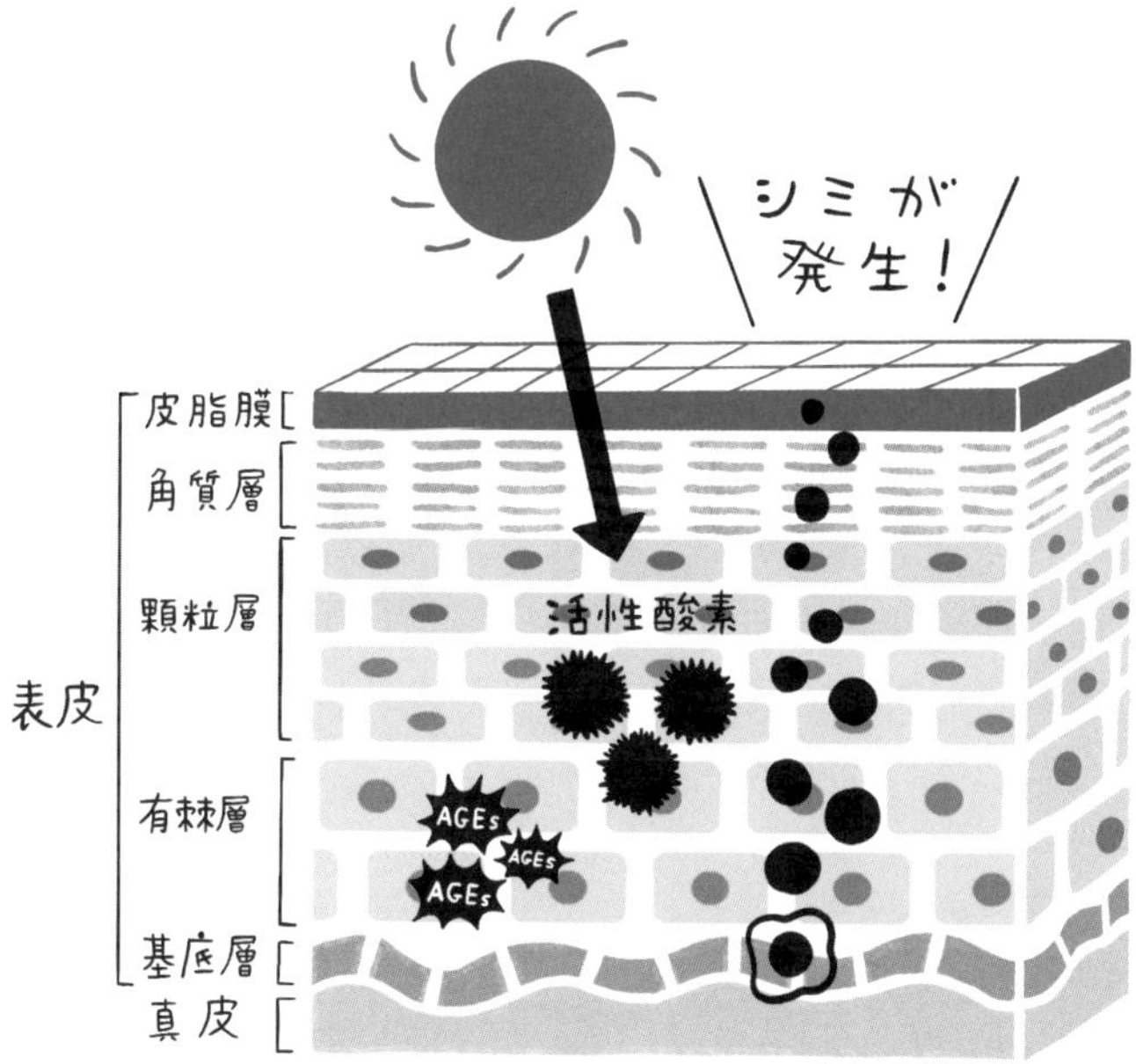

表皮にＡＧＥｓが蓄積するとターンオーバーが滞ってメラニンがうまく排出されず、真皮に残留しやすくなります。ＡＧＥｓは紫外線による酸化ストレスでも発生し、ＡＧＥｓ自体もメラニンの生成を促すため、シミのリスクが倍増！

GEsによってメラノサイトがダブルで刺激されるうえに、ターンオーバーの乱れによってメラニンもより蓄積しやすくなるため、相乗効果でシミができやすい状態になるのです。

　ですからシミの根本的な対策として、糖化ケアも絶対に欠かせません。こうしたシミと糖化の関係はまだあまり知られていないため、対策をしていない人も多くいます。

　ここで知識を得たみなさんは、UVケアに加え、いち早く糖化ケアを行い、メラニンを正常に排出できる健やかな肌づくりを目指していきましょう！

BREAKFAST

紫外線&糖化ケアには、ブロッコリースプラウトを何にでもオン

シミを防ぐには、UVケアだけでなく糖化ケアも必須。ということで、朝食ではどちらも網羅できる栄養成分をしっかり摂っておきましょう。

UVケアには、紫外線ダメージを軽減させる**抗酸化成分のビタミンACE（ビタミンA、ビタミンC、ビタミンE）**が有効です。

ビタミンCとEは一緒に摂ると抗酸化力がアップするため、「アボカド+レモン汁」「ブロッコリー+アボカド」というようにできればセットで食べてください。

糖化ケアにおすすめの食材は、ブロッコリースプラウト（糖化ケアの詳しい食事法は、P116を参照）。ブロッコリースプラウトには、**抗酸化成分のスルフォラファンが豊富で、酸化だけでなく、糖化を抑える働きもあります。**

ただし加熱調理すると水溶性のビタミンCが流れ出てしまいます。加熱しなくても食べられるので、そのまま様々な食材にのせて食べましょう。

シミ対策に最適な朝食メニューは「アボカドとオイルサーディンのオープンサンドカッテージチーズのせ」。

アボカド、レモン汁、カッテージチーズの3食材でビタミンACEを網羅。糖化ケアで、パプリカパウダーやブロッコリースプラウトを加えると効果がアップします。抗酸化力のあるディルもよいでしょう。

朝こそ抗酸化！

＼ビタミンACEサンド／

アボカドとオイルサーディンのオープンサンド

材料

・パン1枚
・アボカド½個
・オイルサーディン一切れ
・カッテージチーズ適量
・ディル・パプリカパウダー
ピンクペッパー各適量（あれば）

パンの上に

① 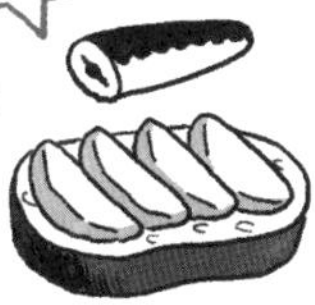
← オイルサーディン
← レモン汁をふった
スライスアボカド
をのせる！

② 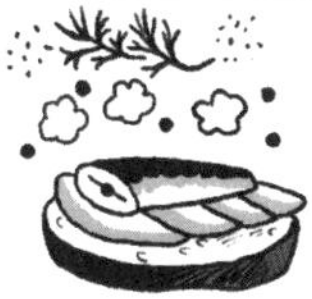
カッテージチーズを
ちらして仕上げに
ディル・ピンクペッパー
パプリカパウダーを
ふって完成

オイルサーディン は
オメガ3を補給できる！

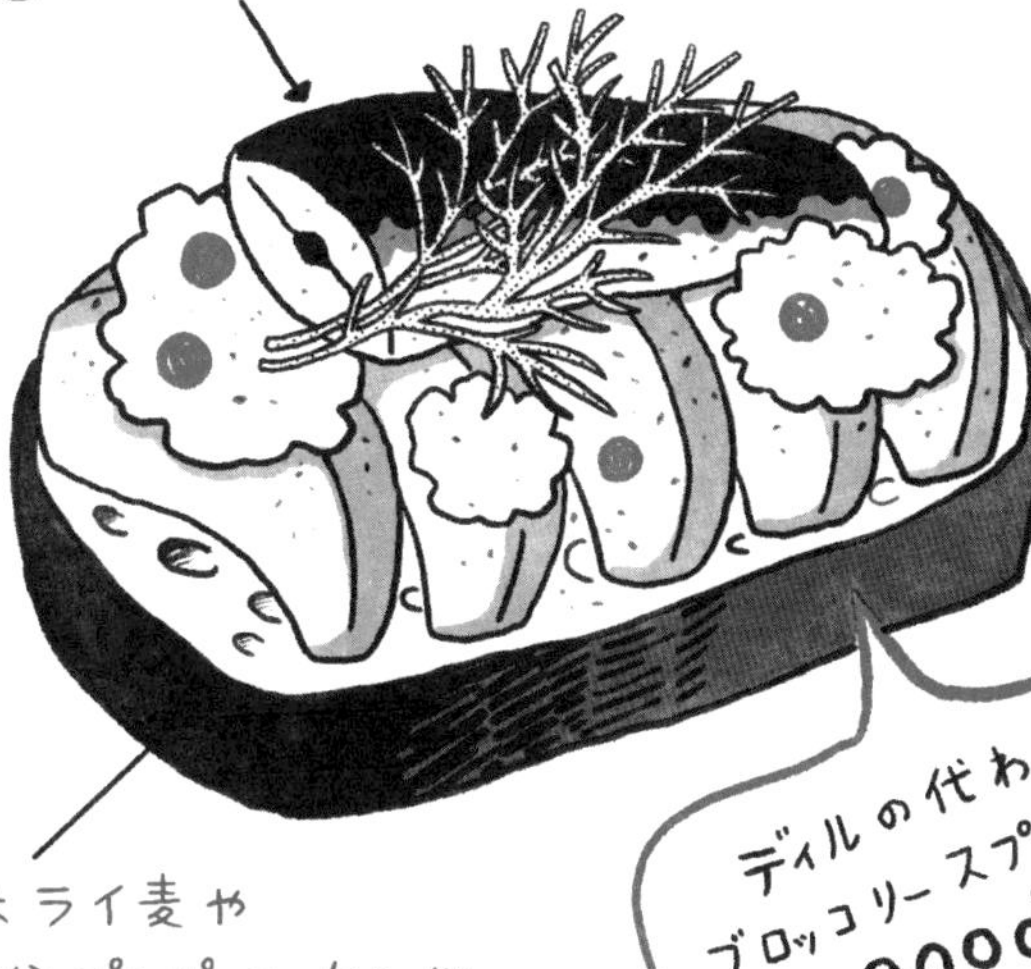

パンはライ麦や
全粒粉、プンパーニッケルが
オススメ

ディルの代わりに
ブロッコリースプラウトも
good！

column ④

おうちにストックしておけば いつでも、おくすり朝ごはん

朝にそのまま食べられて、美肌に効く
便利なおくすり食材を一挙に紹介!
シリコンスチーマーや低温調理器などの
道具も揃えておくと便利です。

野菜・乾物

忙しい朝でもすぐ使えるように
カットいらずの時短食材を常備!

ミニトマト
カット不要で添えるだけ。βカロテンやビタミンC、食物繊維などはトマトより含有量が多め! 間食にも。

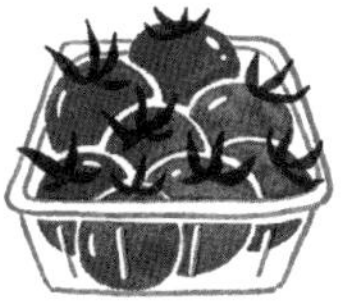

ブロッコリースプラウト
料理にのせるだけ! 抗酸化成分のスルフォラファンやビタミンCがエイジングケアに有効。

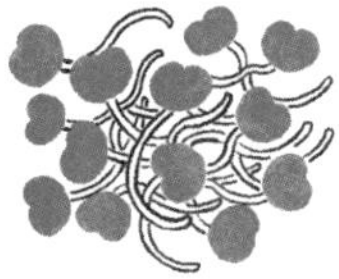

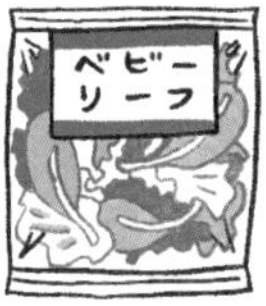

ベビーリーフ
サッと洗うだけで付け合わせの一品に。野菜の種類も多く、ビタミンCやβカロテンなど栄養たっぷり!

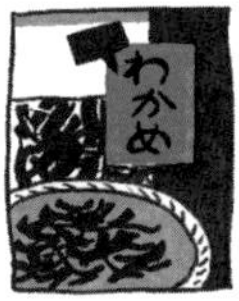

乾燥ワカメ
手間なしで味噌汁やおにぎりに。免疫に効くフコイダン、肌を潤すセラミド、糖化対策の食物繊維が豊富。

カット済みの冷凍野菜や冷凍フルーツは使い勝手抜群です。おすすめは、冷凍ほうれん草やブルーベリー、いちごなど。ミックスビーンズのパックもサラダやスープに足せて便利。

主食

楽に食べられて、血糖値が
上がりにくい炭水化物食品は常備必須!

玄米ご飯パック
温めるだけの便利さが魅力。サラダやスープにも。レジスタントスターチで糖化ケアにも。

プンパーニッケル
オープンサンドやスープのおともに。パンに代用すれば、糖化ケアと腸活に効果あり。

オートミール
ヨーグルトなどと一緒に。ふやかしてお粥がわりにも。食物繊維含有量は抜群で腸活に最適。

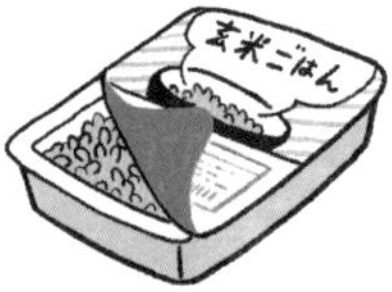

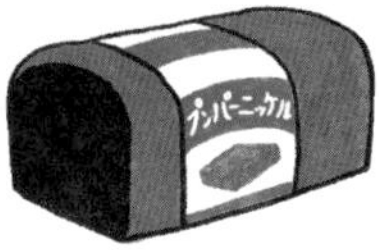

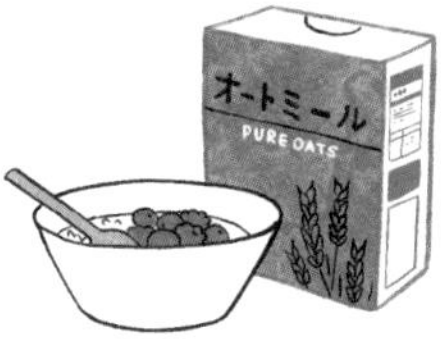

残ったご飯を冷凍しておくと、レジスタントスターチが増えて糖化を抑えられます。パンは、血糖値の上がりにくい全粒粉やライ麦を選ぶようにしましょう。

タンパク質

定番の卵はもちろん、高タンパクで
そのまま食べられる食材も揃えて

温泉卵
サラダの具材として。1日に必要な栄養素をすべて含むスーパーフード。生卵よりビタミンの吸収がスムーズ。

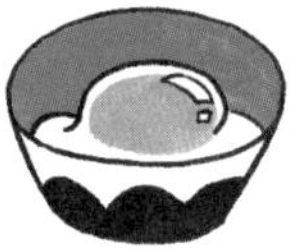

納豆
ＴＫＧやトーストと一緒に。五大栄養素を一度に補給できるうえ、発酵パワーも強力で腸内環境の改善に不可欠。

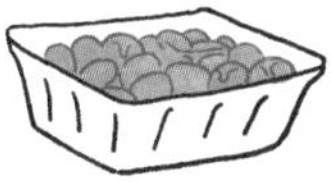

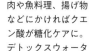

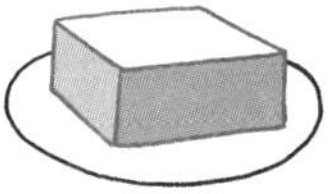

豆腐
味噌汁やサラダなど様々な料理に。大豆タンパク、カルシウム、イソフラボン、活性酸素を抑制するサポニン入り。

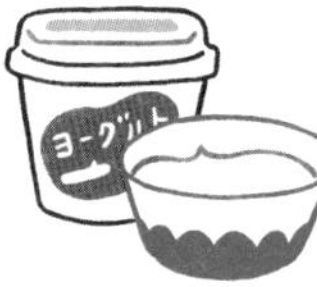

ヨーグルト
オートミールやフルーツと。高タンパクなギリシャヨーグルトがおすすめ。善玉菌を元気にする乳酸菌が豊富。

チーズ
カルシウム、ビタミンＡ、Ｂ2が一度に補給できて骨のケアに最適。脂質の少ないカッテージが便利。

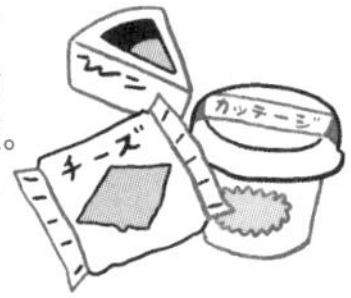

ハム
サンドイッチやサラダに。三大栄養素に加え、ミネラル、ビタミンの補給にも。新陳代謝を促す亜鉛もたっぷり。

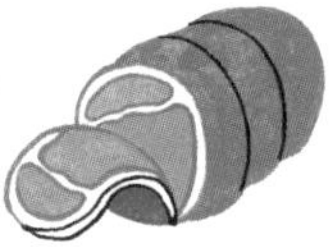

タンパク質と一緒に、オメガ3や抗酸化成分のアスタキサチンが摂れるスモークサーモンも常備しておきたい食材です。そのまま食べられるので、朝ごはんにぴったりです。

その他いろいろ

料理にプラスオンして糖化ケア!
抗酸化食材のストックもマスト

フラックスシード
サラダやスムージーなどにかけて。オメガ3脂肪酸が豊富で、加齢による皮脂の減少をサポート。

パプリカパウダー
スープ、トーストなどに。抗酸化＆抗糖化効果あり。私もオリジナルシーズニングを作りました。

レモン汁
肉や魚料理、揚げ物などにかければクエン酸が糖化ケアに。デトックスウォーターに加えるのもおすすめ。

ビネガー
食前酒やサラダ、肉料理などに。疲労回復や腸内環境改善にも効果あり。フルーツビネガーがおすすめ。

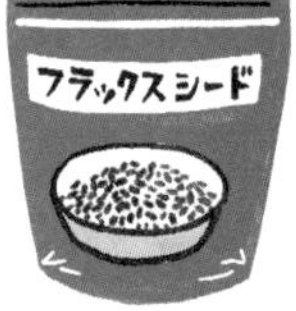

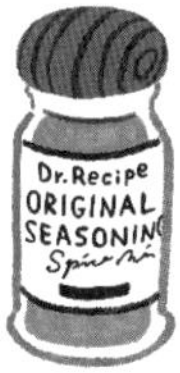

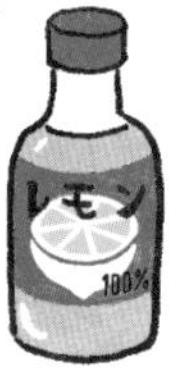

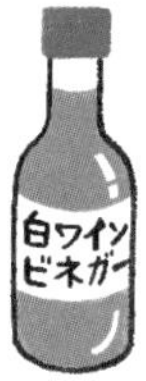

抗酸化成分を含む食材では、抹茶やカカオニブ、シナモンスパイスも便利です。栄養価が高く、いい脂質が摂れるミックスナッツもおすすめ。ヨーグルトやサラダに活用できます。

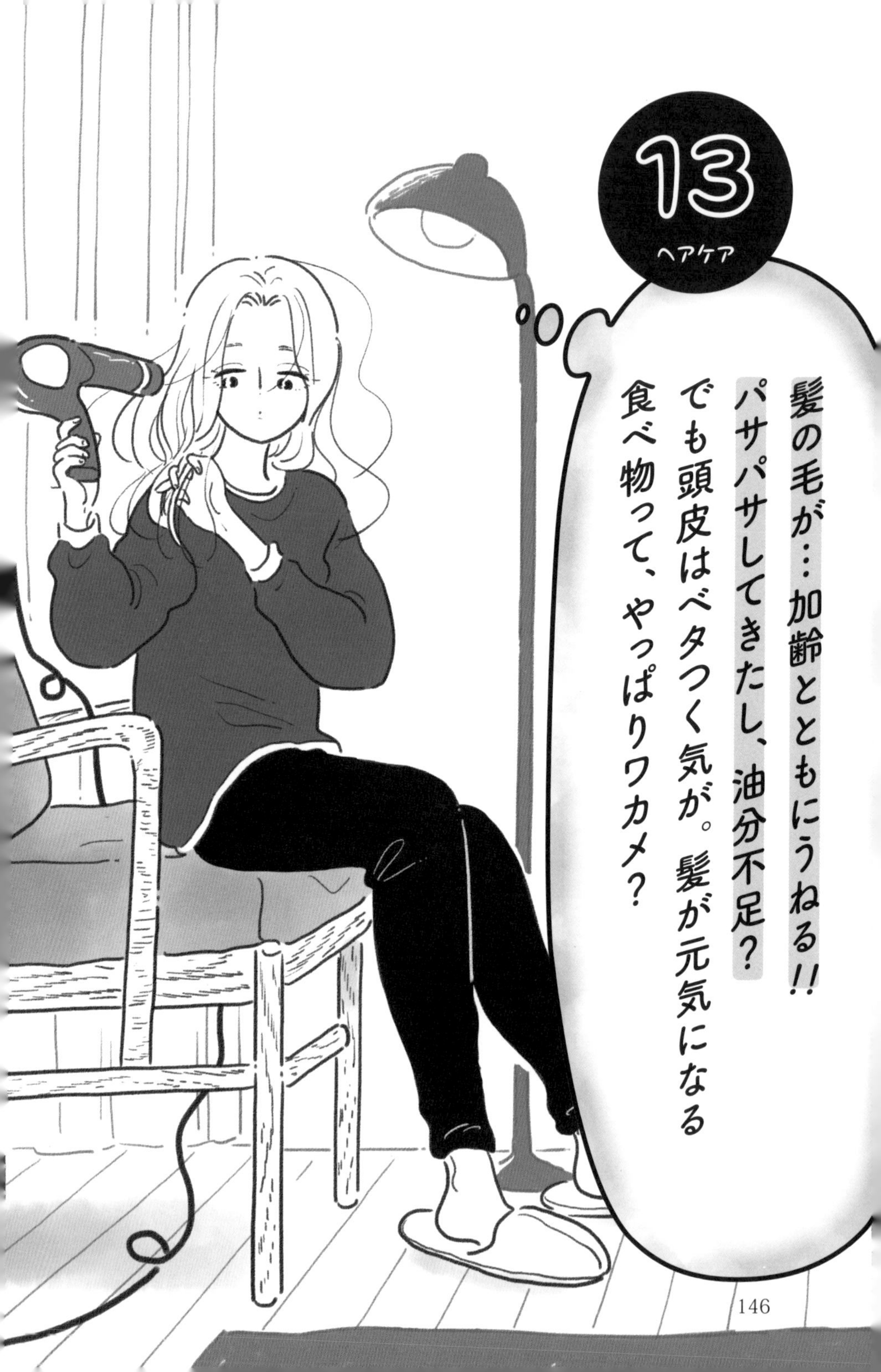
13
ヘアケア
髪の毛が…加齢とともにうねる!!
パサパサしてきたし、油分不足?
でも頭皮はベタつく気が。髪が元気になる
食べ物って、やっぱりワカメ?

髪のパサつき、うねりなどはどうして起こる？

- タンパク質が不足すると、髪まで栄養が届かず、パサつきなどの髪トラブルに
- 紫外線は髪や頭皮にダメージを与えて、様々な悪影響を及ぼす
- 加齢による髪のうねりは、毛髪内部の水分量が減少して起こる

CHECK!

薄毛、白髪、うねり、パサつき…髪のエイジングケアをあきらめない

加齢による毛髪のトラブルはケアが難しく感じますが、生活習慣の改善によっても軽減することができます。

髪の毛の質は年齢とともに変化します。**ケラチン濃度の低下や毛髪内の水分量が減少することで、「うねり」が起きたり、ケラチンの表面が毛羽立って「パサつき」を引き起こすのです。**

卵や納豆などのタンパク質や、ビタミン、ミネラルを含んだバランスのよい食事を摂ることは、髪質改善に有効です。また、ケラチンにダメージを与えるカラーリングやドライヤー、アイロンは要注意です。

女性の「抜け毛」の多くは、びまん性脱毛が原因。これはエビデンスが少ないものの、おもに女性ホルモンのエストロゲンが減少して起きると考えられています。とくに閉経後は分泌が激減するため、抜け毛に悩む女性が増えてきます。

慢性的なストレスも抜け毛の原因になるため改善すべきですが、日々のケアで有効になるのが頭皮マッサージによる血流の改善。側頭筋や耳の後ろのリンパ節を刺激したり、頭皮のコリをほぐしたりする習慣をつけましょう。

女性の薄毛治療では、血流を改善させて育毛を促すミノキシジルの外用薬処方が中心になります。エストロゲンの補充は副作用が多く、あまり一般的ではありません。

髪のツヤを守るドライヤーの正しい使い方

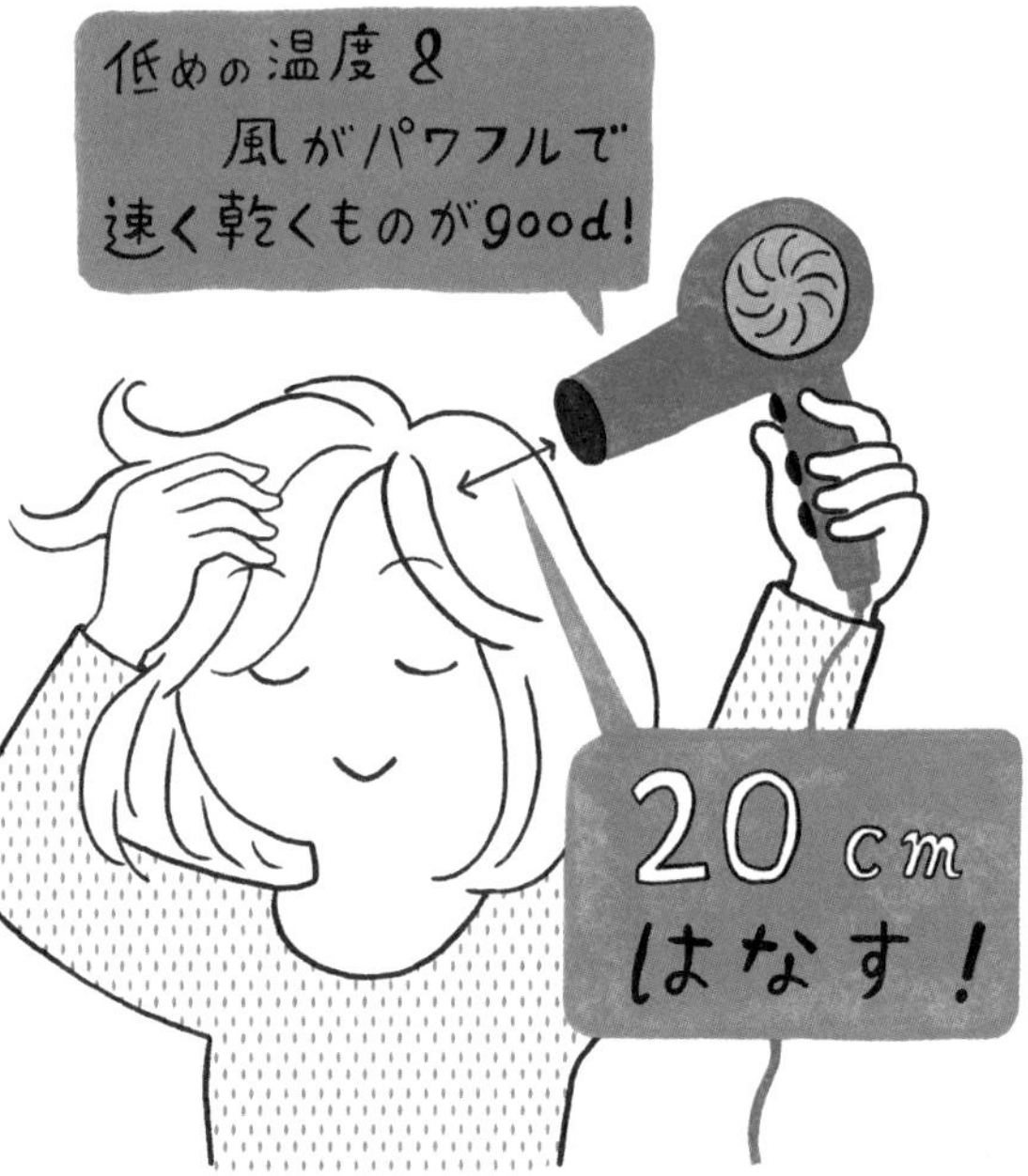
低めの温度&
風がパワフルで
速く乾くものがgood!
20cm
はなす!

髪を構成するタンパク質のケラチンは熱に弱いため、ドライヤーを使用する際は低温設定に。頭皮から20㎝以上離すこともポイント。速乾性のあるドライヤーを使えば短時間で済むので、頭皮や毛髪の負担が軽減できます。

「白髪」は、毛根の色素幹細胞で作られるメラニン色素が、何らかの理由で作られなくなることで起こります。加齢や遺伝が関係していますが、じつはストレスも大きな要因。

ノルアドレナリンが大量に分泌されて色素幹細胞が枯渇し、メラニンが作られなくなるのです。ですから白髪予防には、ストレスを溜めない生活が大切になります。

このように生活習慣に気遣うことで、加齢による毛髪トラブルを軽減させることも可能です。諦めずに、少しずつでも改善していきましょう!

SKIN CARE

シャンプー前にマスト！正しいブラッシング方法

洗髪方法を間違うと髪の毛や地肌のトラブルを招きやすくなります。ぜひ、正しい洗い方をマスターしてください。

まず、シャンプー前に行ってほしいのがブラッシング。髪は水に濡れるとキューティクルが傷つきやすくなるため、濡らす前にブラッシングをして絡まりをほどいておきます。

シャンプー前には予洗いも行いましょう。予洗いとはお湯でしっかりすすぐこと。この予洗いだけで皮脂汚れはある程度落とすことができます。**時間は60秒以上が目安**です。シャンプー前に十分にすすぐことで毛髪同士の摩擦も軽減でき、泡立ちもよくなって、シャンプーの量も少しで済みます。

注意したいのが、お湯の温度。40度以上の熱いお湯で洗い流すと頭皮のバリア機能が低下し、乾燥などの頭皮トラブルを引き起こします。**湯温は38～39度のぬるま湯に設定**しましょう。

シャンプーは、ネットなどで事前に泡立てることで頭皮に触れる界面活性剤の量が抑えられて、頭皮の負担を軽減できます。また、キューティクルの摩擦も減ります。頭皮が乾燥しやすい人には、アミノ酸系のシャンプーがおすすめです。

洗いすぎはバリア機能の低下を招くため、**シャンプーは30秒以内に流してください**。爪でゴシゴシと地肌を擦るのもNGです。

正しいブラッシング方法を知っていますか？

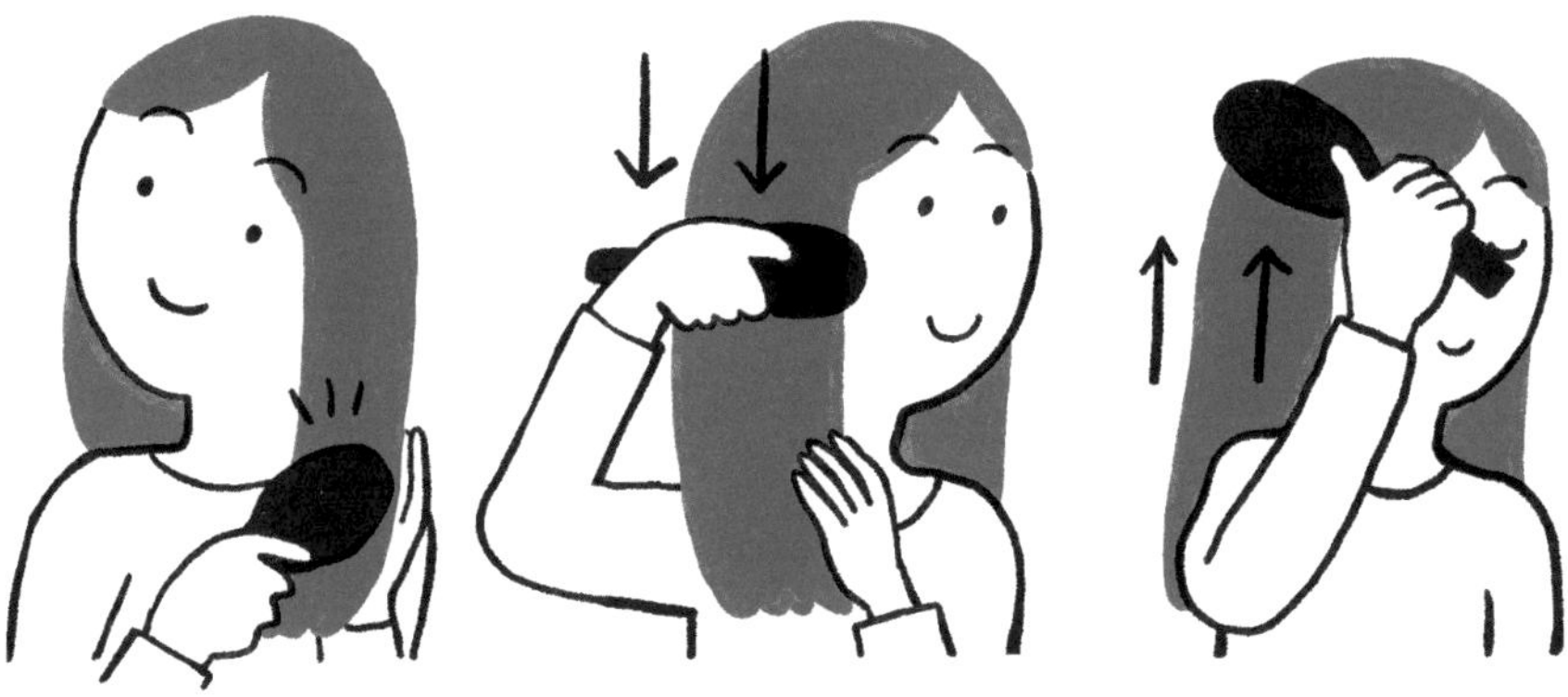

1 毛先から優しくほどく

まずはブラシで毛先から少しずつ優しく絡まりをほどいていきましょう。無理に引っ張ると毛髪が傷む原因に。

2 段階的にブラッシング

毛先をブラッシングしたら、根元からブラシを垂直方向に動かして全体の絡まりを優しくほどいていきます。

3 最後は頭皮に刺激を与える

最後は、ブラシを軽く頭皮に当てながら上向きに動かして頭皮を刺激し、血流をアップさせます。

すすぎは、念入りに行ってください。洗い残しは、かゆみやフケ、ニキビの原因になります。とくに生え際は洗い残しやすい部分なので気をつけましょう。

一時期、シャンプーに配合されたシリコンが毛穴につまるという懸念が広まりましたが、そのようなエビデンスはなく、過敏に心配する必要はありません。

洗髪後は、しっかり水分を拭き取ること。私は吸水性の高いタオルを活用しています。

自然乾燥は髪にも地肌にもよくないため、ドライヤーで地肌まできちんと乾かすようにしてください。

BREAKFAST

美髪に効くのは、ワカメじゃなくて「スペシャルTKO」

よく、ワカメを食べると美髪になると言いますが、実は少し的外れ。食物繊維を豊富に含むわかめは腸内環境改善にも役立つ優秀な食材ですが、残念ながら特定の食材や栄養素が艶のある美しい髪の毛を作るという単純な話ではありません。

何よりも重要なのはビタミンやミネラルを含むバランスの良い食事を心がけること。具体的には、ビタミンB群（パントテン酸やナイアシン、ビオチンなど）やビタミンC、ビタミンD、ビタミンE、鉄分、亜鉛などが重要で、**特に亜鉛は若い女性で不足傾向であることが指摘されており、意識的に摂りたい栄養素。**また、髪の毛はケラチンというタンパク質から構成されるため、タンパク質もしっかり摂るよう心がけて。おすすめは卵です。**タンパク質だけでなく、卵黄には亜鉛やビオチンも多く含まれており美しい髪の成長をサポートします。**卵はまさにスーパーフードですね。

そんな卵を使った美髪におすすめのメニューが「スペシャルTKO」。お米の代わりにオートミールを使った糖化ケアもできるレシピです。

調理も簡単で、温めて柔らかくしたオートミールにスーパーフードの温玉と、同じくタンパク質を豊富に含む納豆を乗せるだけ。

オメガ3脂肪酸の補給になるエゴマ油、ネバネバ食材のオクラやなめ茸、発酵食品のキムチをプラスすると腸内環境のケアもできますよ。

美しい髪のための朝ごはん。それはTKGならぬ…

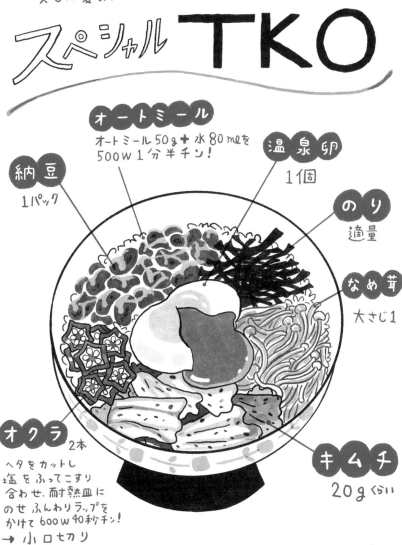

スペシャルTKO

オートミール

オートミール50g＋水80mlを500W1分半チン！

納豆

1パック

温泉卵

1個

のり

適量

なめ茸

大さじ1

オクラ 2本

ヘタをカットし塩をふってこすり合わせ、耐熱皿にのせふんわりラップをかけて600W40秒チン！

→小口切り

キムチ

20gくらい

仕上げにしょうゆ適量をたらし、えごま油小さじ2をかける✦✧

column
5

週末のおくすり朝ごはんはちょっと特別なメニューに

いつもより余裕のある朝は
少しだけ手をかけてみませんか?

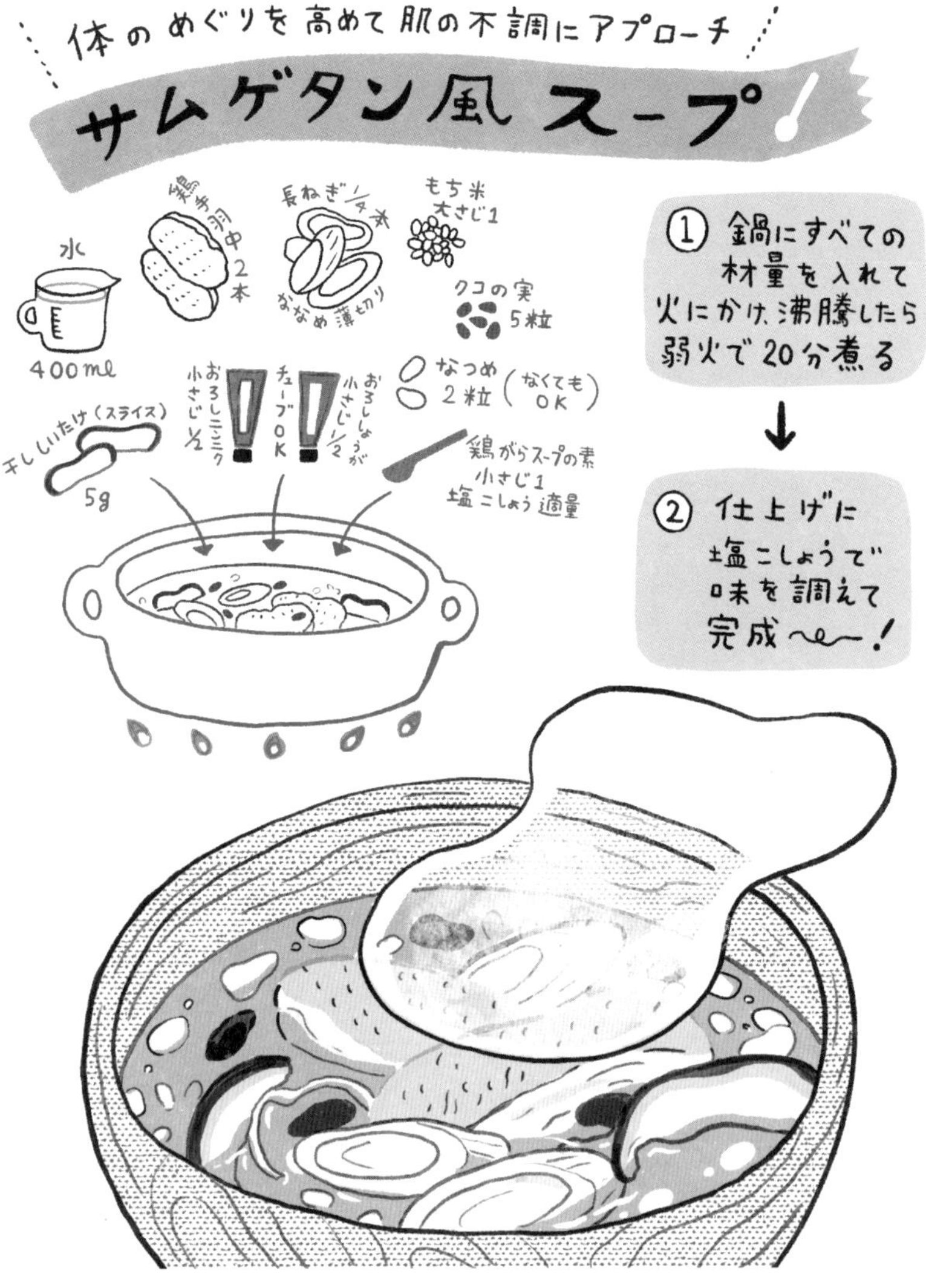

体のめぐりを高めて肌の不調にアプローチ
サムゲタン風スープ
水 400ml
鶏手羽中 2本
長ねぎ 1/4本 ななめ薄切り
もち米 大さじ1
クコの実 5粒
なつめ 2粒 (なくてもOK)
干ししいたけ (スライス) 5g
おろしニンニク 小さじ1/2
チューブOK
おろししょうが 小さじ1/2
鶏がらスープの素 小さじ1
塩こしょう 適量
① 鍋にすべての材量を入れて火にかけ沸騰したら弱火で20分煮る
② 仕上げに塩こしょうで味を調えて完成〜!

＼ビタミンACEもタンパク質もしっかり摂取できる〜〜！／

美肌ブランチプレート

キャロットラペ

① にんじん1/2本をピーラーでむく

② ボウルに①と調味料、レーズンを混ぜてなじませる

オリーブオイル
白ワインビネガー } 大さじ1/2

はちみつ 小さじ1/4
粒マスタード 小さじ1/2
塩少々、クミン少々（あれば）

サーモンとアボカドのオープンサンド

① つぶしたアボカド1/2にレモン汁小さじ1/2を混ぜライ麦パンやプンパーニッケルにぬる

② スモークサーモンとカッテージチーズをお好みの量をのせる

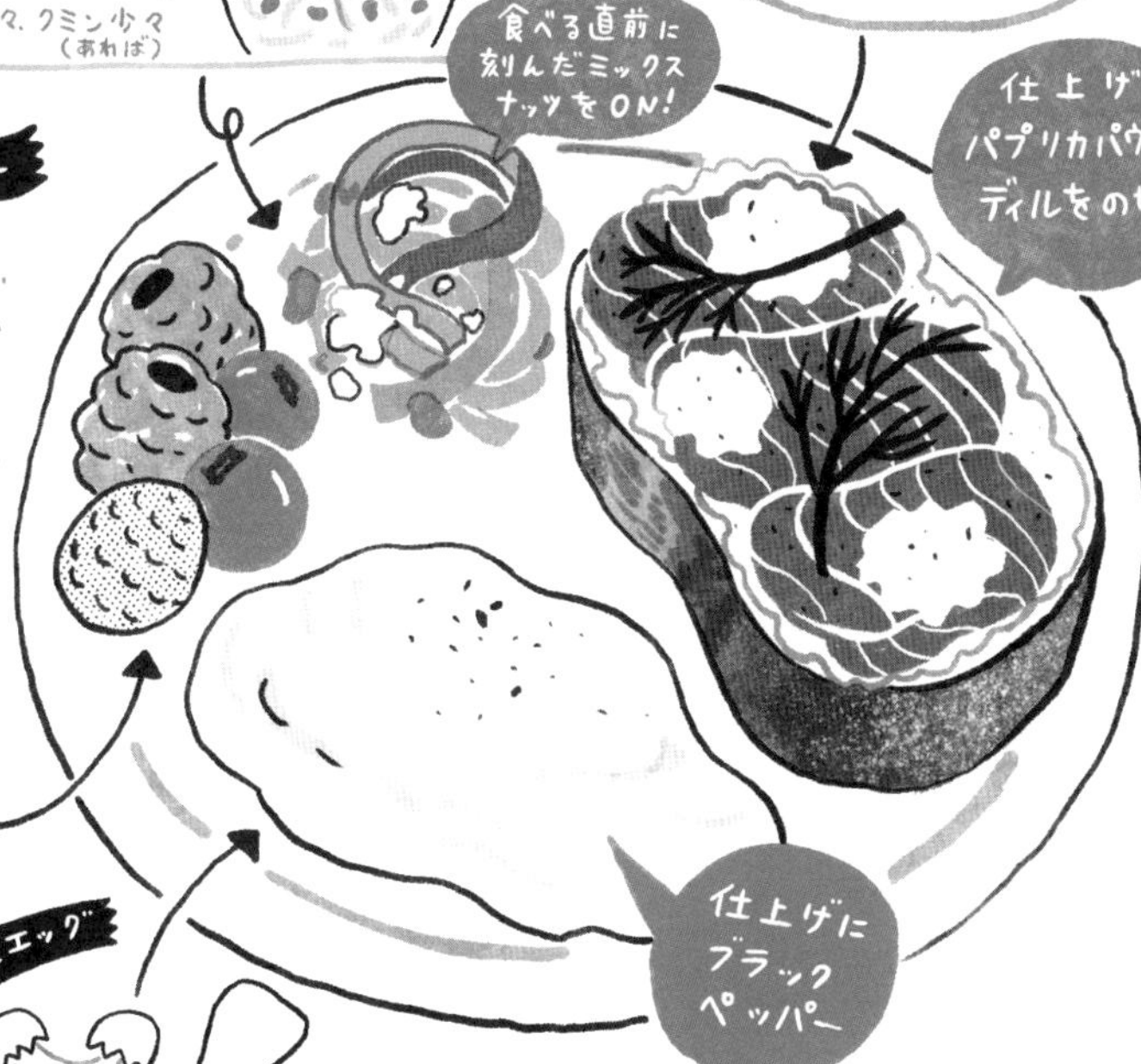
仕上げにパプリカパウダーとディルをのせる

ベリー

ラズベリー、ブルーベリー、イチゴでもgood！

スクランブルエッグ

① ボウルに卵1個を割り、ほぐしてマヨネーズ小さじ1を混ぜる

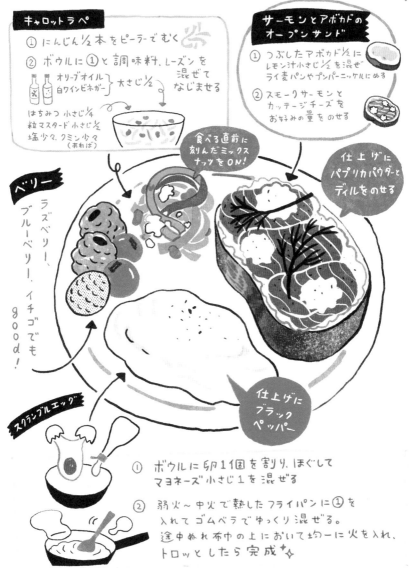

② 弱火〜中火で熱したフライパンに①を入れてゴムベラでゆっくり混ぜる。途中ぬれ布巾の上において均一に火を入れ、トロッとしたら完成

＼糖化ケアも高栄養価パンケーキ／

プロテインオートミールパンケーキ

材料

- オートミール 大さじ3
- アーモンドミルク 100ml
- バナナ½本
- ブルーベリー 適量
- プロテインパウダー 大さじ4
- 卵1個
- ココナッツオイル または植物油 適量

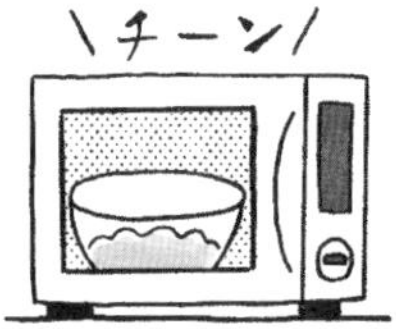

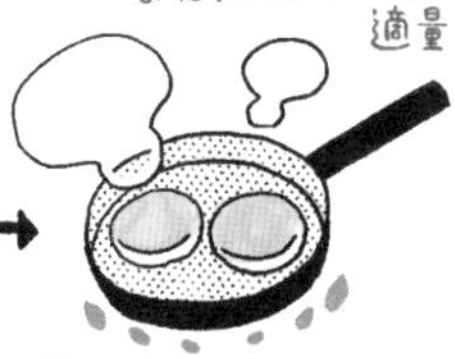

① オートミールとアーモンドミルクを耐熱ボウルに入れて600Wで1分半チン！

② ①の粗熱が取れたら卵とプロテインパウダーを加えて混ぜ、ココナッツオイルをひいたフライパンで両面を焼く

ココナッツミルククリーム

一晩冷蔵庫に入れておいたココナッツミルクの上澄みだけをスプーンですくい取り砂糖小さじ1を入れてクリーム状になるまで泡立てる

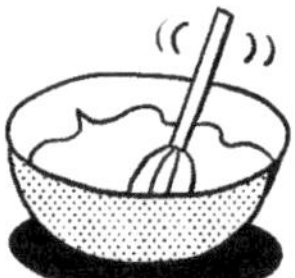

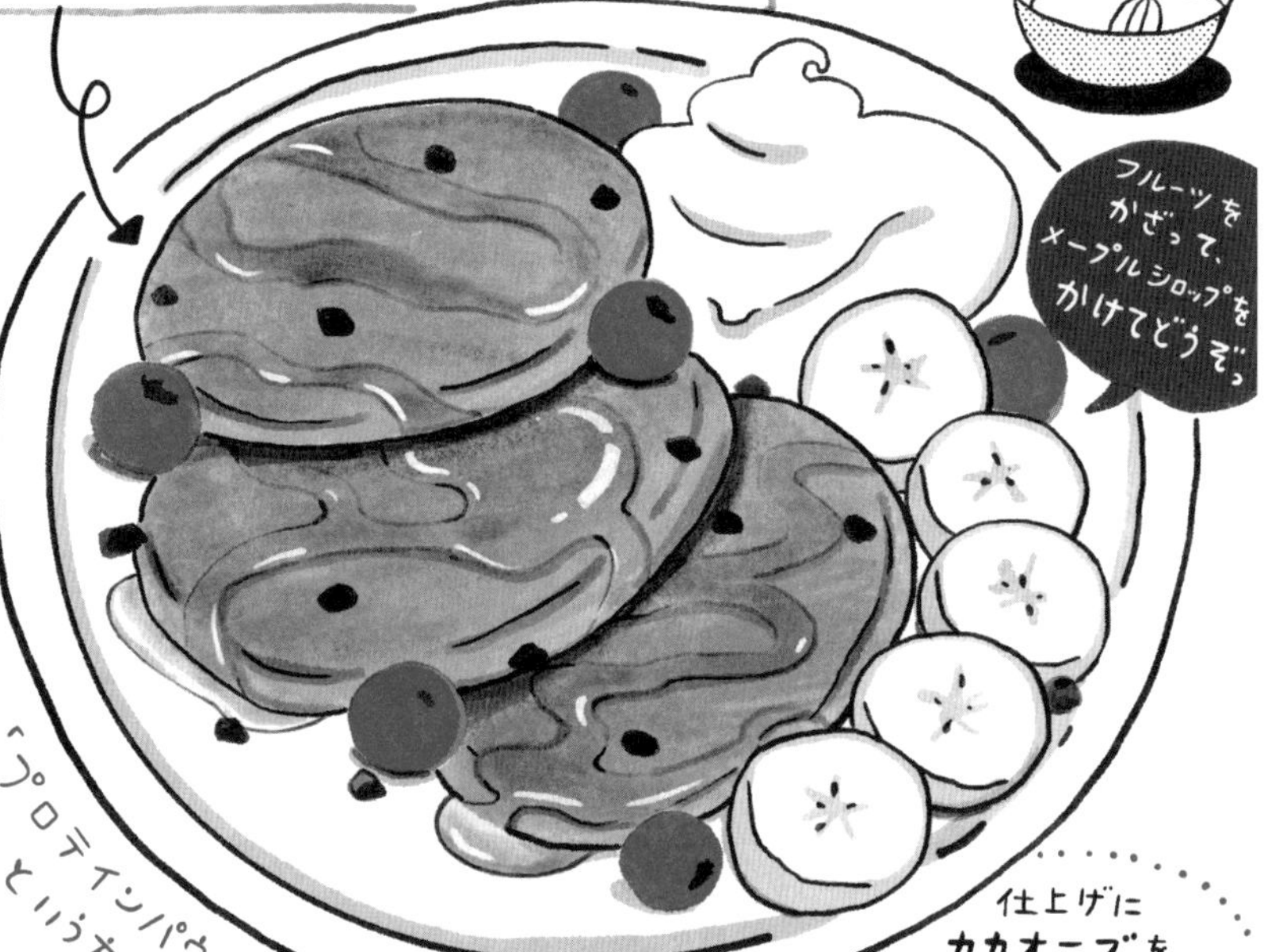
フルーツをかざって、メープルシロップをかけてどうぞ

「プロテインパウダーが余ってる…」という方はぜひトライ！

仕上げに**カカオニブ**を散らしてもgood！抗酸化作用を期待できる**スーパーフード**です

4章

番外編

おくすり朝ごはん

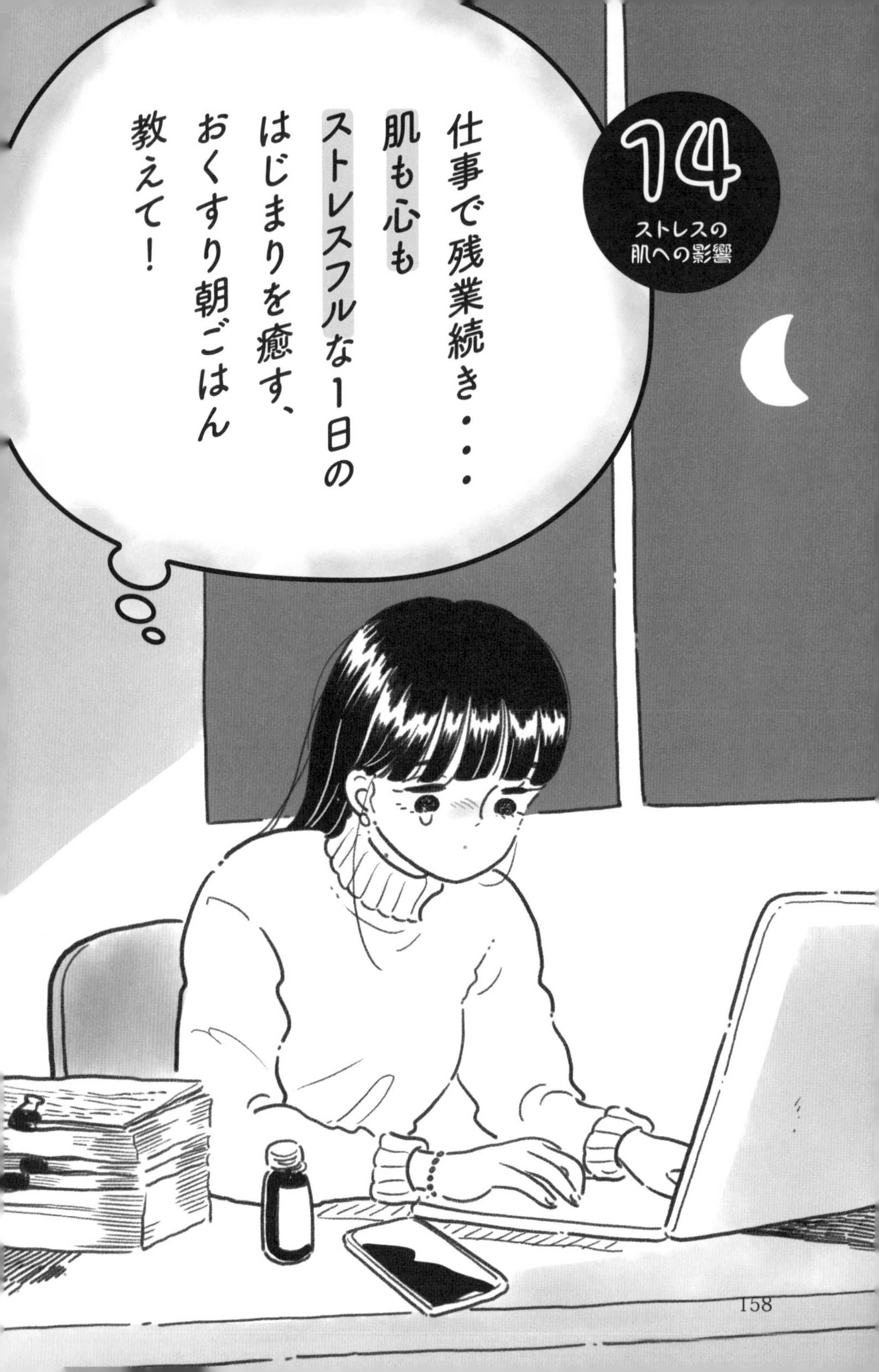
14
ストレスの
肌への影響
仕事で残業続き・・・
肌も心も
ストレスフルな1日の
はじまりを癒す、
おくすり朝ごはん
教えて！

ストレスはなぜ肌に悪影響？

- 慢性的で過剰なストレスは心身に負担をかけて、肌にも悪影響を及ぼす
- ストレスを感じると、交感神経が優位になり心身が緊張状態になる
- これが続くと自律神経のバランスが崩れ、血行不良、不眠などから肌にも様々なトラブルを招く

BREAKFAST

ストレスでビタミンCが枯渇《こかつ》！具だくさん味噌汁で補おう

慢性的なストレスは不眠や血行不良を引き起こし、肌にも悪影響が及びます。それをリカバリーしてくれるのが「ビタミンCの補給」と腸内環境を整える「腸活」です。

なぜビタミンCが有効かというと、ストレスを感じて抗ストレスホルモンのアドレナリンが作られるときに、ビタミンCが大量に消費されるため。しかもビタミンCは体内で合成できないため、ストレス社会では不足しがちな栄養素といわれます。

また交感神経が優位な状態が続くと、腸のぜんどう運動が低下して便秘や腸内環境の悪化が起こるので、腸活も欠かせません。

「具だくさん味噌汁」は、朝から腸活ができて、ビタミンも補えるリカバリーにぴったりのメニュー。豆腐の味噌汁に、ビタミンCが豊富なトマトやしめじなどの数種類の具材を加えるだけでOKです。ビタミンCは水溶性で水に溶け出す性質があるため、スープも残さず飲んでください。

ビタミンCの補給にはサプリも有効ですが、一日の摂取量が2000mgを超えると結石ができる恐れもあるため、適量を守って服用しましょう。

また、ストレスを受けると排出されてしまうマグネシウムの補給も大切。体内で様々な働きをする酵素の産生にも必要な存在で、積極的に補うべき栄養素です。食材ではアーモンドやハイカカオのチョコレートがおすすめです。

＼ストレスフルな朝にほっと一息／

野菜たっぷり具だくさん味噌汁

材料

- 水 200ml
- 味噌大さじ1
- かつお節大さじ1
- Ⓐ
  - 冷凍里芋2個
  - 木綿豆腐1/6丁 ｝ひと口大にちぎる
  - こんにゃく 約40g ｝ひと口大にちぎる
  - しめじ1/6株（小房に分ける）
- 小松菜 1株（ハサミでカット）
- ミニトマト2個

① 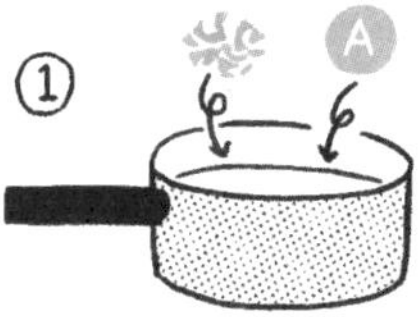

鍋に水とかつお節を入れて火にかけ沸騰したらⒶを入れて弱火で5分煮る

② 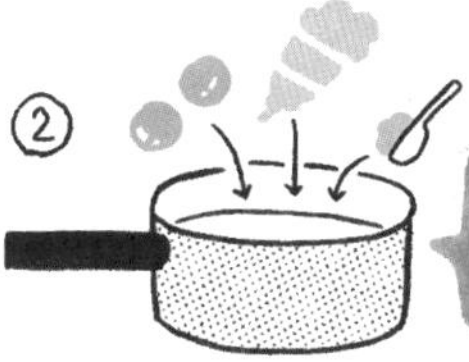

ミニトマトと小松菜を加えてさらに1分煮て味噌を溶く

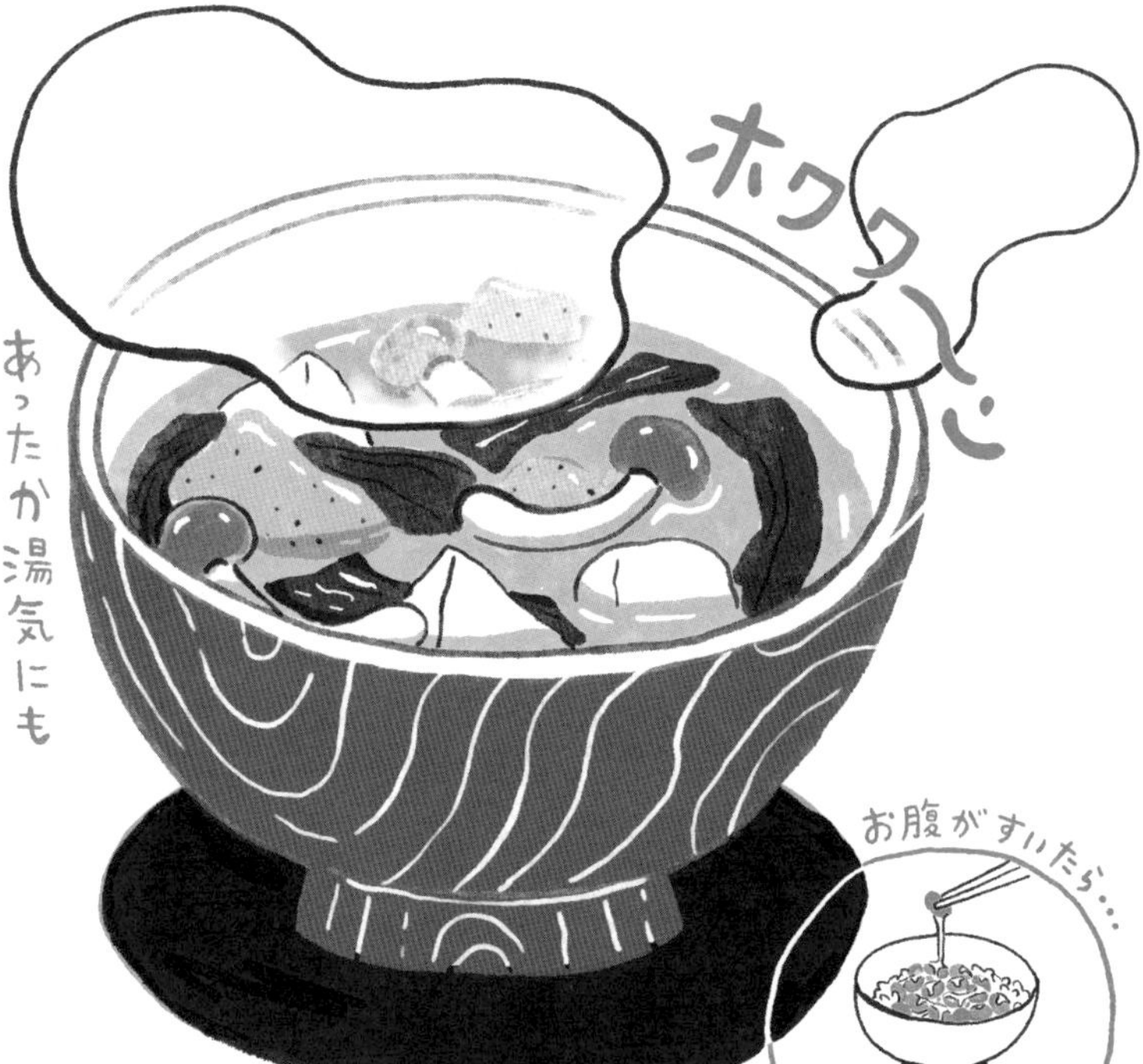

あったか湯気にもいやされる〜

お腹がすいたら…

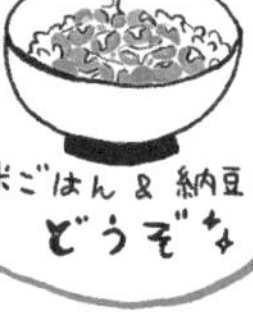

玄米ごはん＆納豆とどうぞな

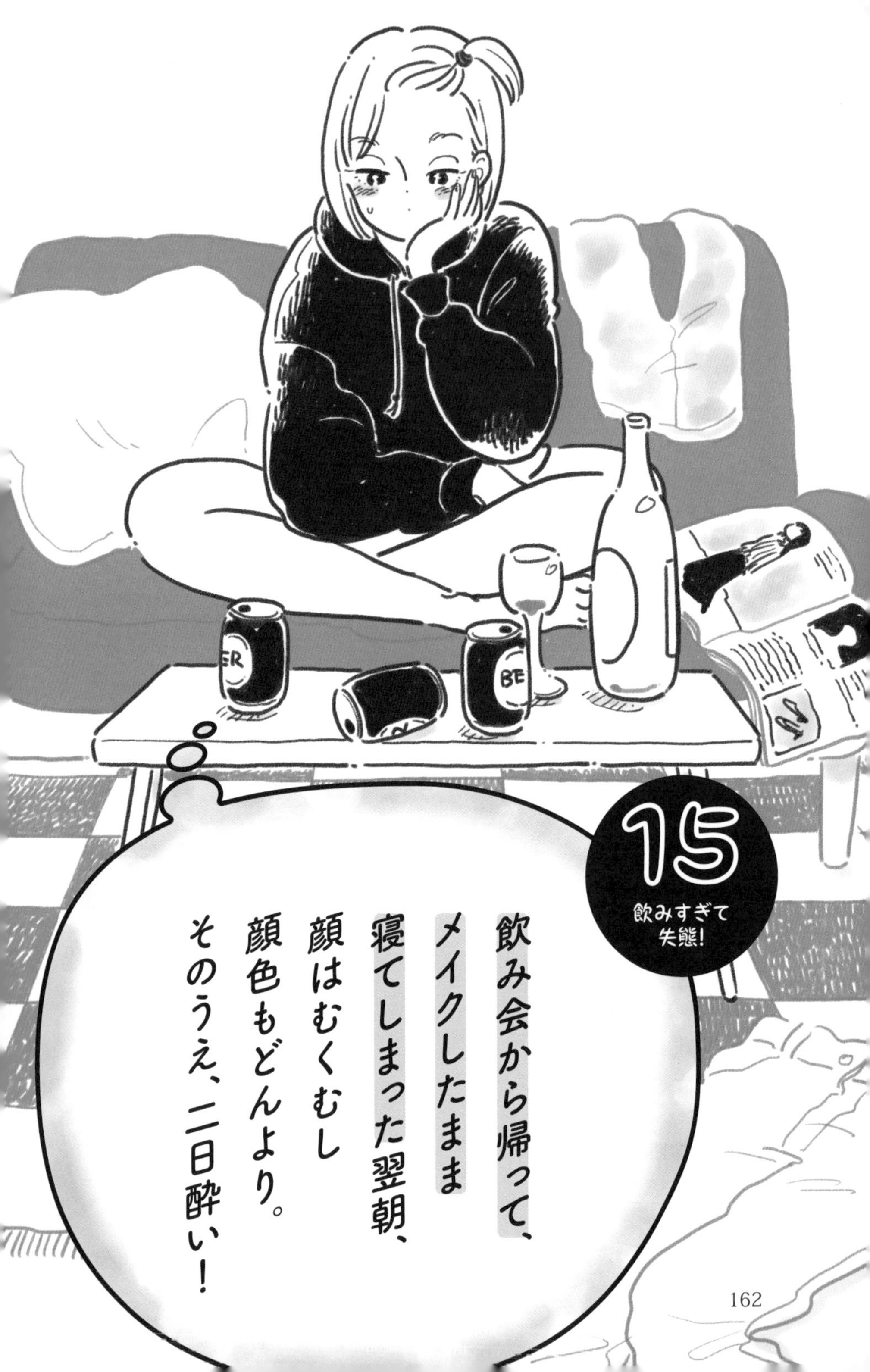
15
飲みすぎて失態!
飲み会から帰って、
メイクしたまま
寝てしまった翌朝、
顔はむくむし
顔色もどんより。
そのうえ、二日酔い!

メイクしたまま寝ると、翌朝の肌はどんな状態？

- メイクを長時間放置すると、ファンデーションなどの油分が酸化して炎症を引き起こす
- 酸化したメイク成分がアクネ菌の餌となってニキビを招く恐れもあり
- 丁寧な洗顔と十分な保湿で、基本のスキンケアを徹底する

BREAKFAST

飲んだ翌日の不調は「ターメリック」でリカバリー

アルコールを適量以上摂取すると、肝臓に負担がかかって働きが低下するため、**タンパク質と抗酸化成分の補給で代謝をサポート**しましょう。

二日酔いの朝食におすすめの食材は、豆腐です。豆腐には大豆タンパクのほか、抗酸化成分であるイソフラボンも含まれていて、二つの成分を同時に補給できます。

栄養価の高い卵と一緒に豆腐のスクランブルエッグにするのもおすすめ。仕上げにターメリックスパイスをふりかければ、**ウコンのクルクミンがアルコールの代謝を助けて、体の回復を早めてくれます。**

ターメリックは、スムージーやスープなどいろいろな朝食にかけるだけでよく、とっても便利です。最近注目されている市販のターメリックショットも効果抜群なので、冷蔵庫に常備しておくといいかもしれません。

もうひとつ、豆腐と卵を使ったおすすめの朝食メニューが「豆腐と卵のオートミール粥」。

お米の代わりに、ふやかしたオートミールを使ったヘルシーなオーツ雑炊です。糖化ケアに加え、胃腸にも優しく、タンパク質や栄養の補給もしっかりできる、二日酔いのためのリカバリー朝食です。仕上げに、抗酸化パワーのあるターメリックパウダーも忘れずにふりかけてください。

簡単に作れるのでぜひ試してみてくださいね。

ターメリックをガツン！と効かせて、さようなら二日酔い！

オートミール雑炊

材料

Ⓐ
- オートミール 大さじ4
- 水 150ml
- 鶏がらスープの素 小さじ1＋½
- ターメリック 小さじ½

- ・木綿豆腐 ⅙T（ひと口大にちぎる）
- ・卵 1個
- ・こしょう、ドライしそ（P.69） 各適量

① 耐熱ボウルにⒶを入れて600Wで2分チン！

② 木綿豆腐を加えて全体に溶き卵をかけふんわりラップをしてもう一度600Wで2分〜2分半

③ 卵に火が入ったらドライしそ＆こしょうをふって完成!!

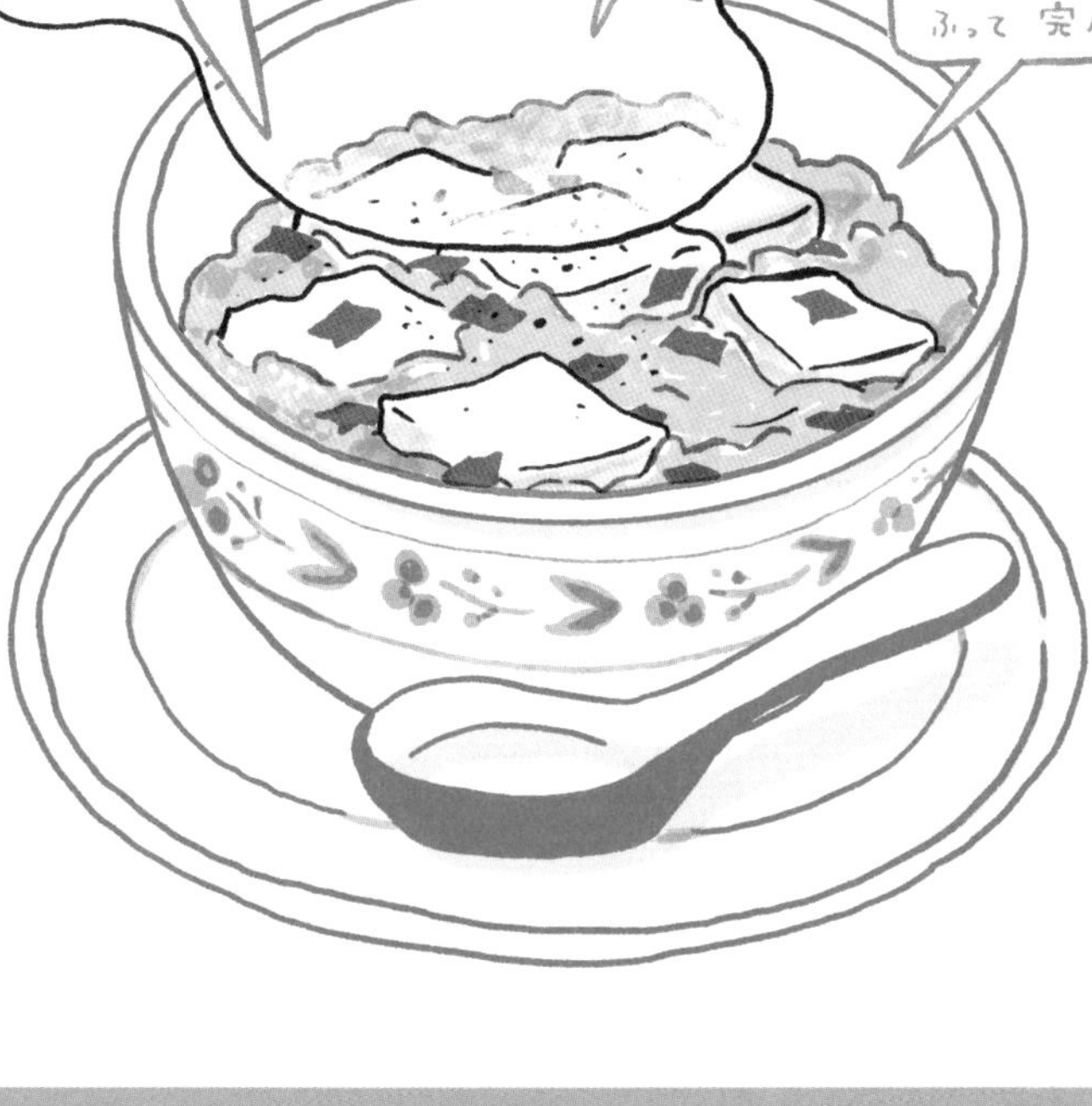

おわりに

毎日たくさんの患者さんの肌を診て、いつまでも若々しい人にはある一つの共通点があると感じました。

それは「食事」です。

エイジングの原因の一つである「糖化」は、特に食事によって大きな影響を受けます。見た目が若々しい人は、「糖化」という言葉を知らなくても、日々の習慣がおのずと抗糖化ケアになっている人が非常に多いのです。

食事は誰もが毎日行う行為。何をどう食べるかという選択は毎日行われ、その小さな選択の積み重ねこそが肌の土台となります。中でも朝食は、一日の血糖値の変動に大きく影響を及ぼす存在です。

みなさんは、昼食や夕食は外食が多くても、朝食は家で食べるという方が多いのではないでしょうか。そういう点からも、朝食こそインナーケアとしてもっとも取り入れやすく、すぐに実践しやすい存在なのではないかと思うのです。

美しい肌を手に入れたいすべての人に、この本が少しでもお役に立てれば幸いです。

また、本書では悩み別に食事のポイントをまとめていますが、症状に応じて皮膚科の受診が必要なケースもあるという点もご了承ください。

最後に、本書の出版にあたりご尽力いただいたワニブックスの吉本さん、ライターの高木さん、井上さんに感謝申し上げます。

小林智子

構成　井上真規子（verb）
ブックデザイン　knoma
イラスト　mame／てらいまき
レシピ協力　亀井真希子（エーツー）
ＤＴＰ　坂巻治子
校正　深澤晴彦
編集　高木さおり（sand）
編集統括　吉本光里（ワニブックス）

皮膚科医が肌荒れしたら食べる

おくすり朝ごはん

著者　小林智子

2021年5月10日　初版発行

発行者　横内正昭
編集人　青柳有紀
発行所　株式会社ワニブックス
〒150-8482
東京都渋谷区恵比寿4-4-9　えびす大黒ビル
電話　03-5449-2711（代表）
03-5449-2716（編集部）
ワニブックスHP　http://www.wani.co.jp/
WANI BOOKOUT　http://www.wanibookout.com/

印刷所　株式会社 美松堂
製本所　ナショナル製本

ISBN978-4-8470-7050-1